Das große Buch
der
biologisch
gesunden
Ernährung

Claude Aubert

Das große Buch der biologisch gesunden Ernährung

Orac Pietsch

Aus dem Französischen übertragen von Dr. Lore Schenk
Fachberatung bei der deutschsprachigen Ausgabe: Gertrud Reiger

1 Kalorie = 4,19 Joule

ISBN: 385 368-862-4
Berechtigte Übersetzung der französischen Originalausgabe.

Schutzumschlag: Bronislaw Zelek
Technik: W. Menches
Gesamtherstellung: Wiener Verlag

Inhaltsverzeichnis

Vorwort 9
Einleitung 17
Erster Teil
Die moderne Ernährung, eine Katastrophe für unsere Gesundheit 19
Die durch Schadstoffe aus ihrem natürlichen Gleichgewicht gebrachten landwirtschaftlichen Produkte 21
Nitrate: ein gefährliches Produkt, das immer stärker in unseren Nahrungsmitteln auftaucht 22
Die Muttermilch, das am meisten verseuchte Nahrungsmittel 31
Weitere beunruhigende Tatsachen 33
Wie die Industrie die Nahrungsmittel denaturiert 39
Das Brot hat den größten Teil seines Nährwertes verloren 39
Getrocknetes und tiefgekühltes Gemüse verliert an Vitamingehalt 42
Mehr als tausend chemische Zusätze in unseren Nahrungsmitteln 43
Eßgewohnheiten wider den gesunden Menschenverstand 45
Unsere Eßgewohnheiten haben sich innerhalb eines Jahrhunderts radikal geändert 45
Unsere Ernährung übersättigt an Fetten, Zucker und tierischen Proteinen 47
Vollwertiges Getreide und Hülsenfrüchte sind nicht mehr gefragt 53
Schädliche Kochgewohnheiten 54
Schwerwiegende Folgen unserer Ernährungsweise 56
Erheblicher Mangel an Vitaminen und Spurenelementen 57

Erbarmungswürdiger Gesundheitszustand der Amerikaner 60
Besorgniserregende Anzeichen in Frankreich 62
Zweiter Teil
Die Wege zu einer gesunden Ernährung 69
Die Landwirtschaft im Dienste unserer Gesundheit 71
Konventionelle oder biologische Landwirtschaft? 71
Grundregeln des biologischen Landbaus 74
Vom Anbau zum Verbrauch: ohne Hilfe der landwirtschaftlichen Nahrungsmittelindustrie 76
Warum wird die Ernährung verindustrialisiert? 76
Von den natürlichen Verarbeitungs- und Konservierungsmethoden 78
Wir sollten mehr frische Produkte konsumieren 79
Was sollen wir essen? 80
Widersprüche und Lücken der modernen Diätetik 80
Im Dickicht der vielen gesunden Ernährungsmethoden: Wem sollen wir glauben? 83
Die Lehren der Vergangenheit 84
Einige allgemeingültige Regeln 86
Das Getreide: Grundnahrungsmittel des Menschen seit 10.000 Jahren 90
Vom Getreidenährwert 91
Einige Bemerkungen über Völker, die sich hauptsächlich von Getreide ernähren 92
Anbau von neuen Getreidesorten 94
Eintausend und eine Art der Getreidezubereitung 98
Hülsenfrüchte, eine Ergänzung zur Getreidekost 101
Hülsenfrüchte in der herkömmlichen Ernährung 101
Der außergewöhnliche Nährwert der Hülsenfrüchte 102
Die in Frankreich angebauten Hülsenfrüchte 105
Die richtige Verwendung von Gemüse und Früchten 111
Gemüse 111
Früchte 113
Tierische Produkte, verschiedene Nahrungsmittel und Getränke 117
Tierische Produkte 117
Fettstoffe 119
Zucker 119
Gewürze 119
Getränke 120

Gärungsprodukte: eine jahrtausendealte Tradition 121
Einige herkömmliche gegorene Nahrungsmittel 121
Die wichtigsten Gärungsarten 122
Vom Nährwert der Gärungsprodukte 124
Die wichtigsten Gärungsprodukte 127
Keimlinge, oder die kostenlose Herstellung von Vitaminen 132
Die traditionelle Zubereitung 132
Der Nährwert von Keimlingen 132
Die Verwendung von Keimlingen 135
Dreierlei Ernährungsarten: Die Kost des Mitteleuropäers, die Kost auf Getreidebasis, die gemischte Kost 136
Drei Möglichkeiten, sich zu ernähren 136
Vergleich der Nährwerte 139
Die Kosten: Wie man sich für weniger als 8 DM pro Tag gesund ernähren kann 149
Einsparung von Anbaufläche und Energie 151
Eine für alle Menschen gültige Ernährungsform 153
Lösungen von Ernährungsproblemen 154
Wie verliert man überflüssige Kilos? 154
Ist Getreide bei sitzender Lebensweise bekömmlich? 155
Wie können wir Nährstoffmängel vermeiden? 156
Darf man seine Ernährung plötzlich umstellen 157
Kann man Herzkranzgefäßerkrankungen und Krebs durch die Ernährung vorbeugen bzw. diese Krankheiten heilen? 158
Kochen, Gesundheit und Gastronomie 159
Kochen ist eine verantwortungsvolle Aufgabe 159
Die echte Kochkunst 160
Wähle nur Qualitätsprodukte! 160
Wahl einer Kochart, die die Nahrungsmittelqualität erhält 163
Praktische Menüvorschläge 164
Die wichtigsten Grundrezepte 166
Ein Brotrezept 166
Das Kochen von Getreidekörnern 167
Das Kochen von Gemüse 168
Die Zubereitung von gegorenem Gemüse 168
Die Herstellung gegorener Milchprodukte 170
Herstellung von gegorenem Getreide 170

Grundregeln für das Ankeimen von Körnern 171
Die Herstellung von Boulghour 172
Rezepte 173
Rezepte für die Getreidekost 173
Rezepte für die gemischte Kost 181
Wie versorgen wir uns am besten mit Nahrungsprodukten hoher Qualität 186
Die Selbstversorgung 186
Die Direktversorgung beim Produzenten 188
Der Einkauf beim Händler, der naturbelassene und biologische Produkte führt 189
Ernährungsgrundstoffe und Nährwert der wichtigsten Nahrungsmittelkategorien 191
Ernährungsgrundstoffe 192
Nährwert 194
Schlußwort 196
Tabellen und Graphiken 197
Bibliographie 200
Register 202

Vorwort

Schon seit langem versuchen einige Pioniere, den krankheitserregenden Charakter unserer »zivilisierten« Ernährung nachzuweisen. Jeder einzelne von ihnen hat auf seine Art, je nach persönlicher Erfahrung und Forschung, auf die Notwendigkeit einer Reform in qualitativer und in quantitativer Hinsicht unserer Ernährungsgewohnheiten aufmerksam gemacht. Dort, wo nur die Menge zählt, hat man diese Tatsachen nicht zur Kenntnis genommen. Oft bezeichneten Verfechter des sogenannten Modernismus, die sich dem Produktionskampf der heutigen Zeit mehr verschrieben haben als der Sorge um unsere Gesundheit und um die Erhaltung des biologischen Gleichgewichts, diese »Pioniere« als rückschrittlich. Währenddessen bewahrheiten sich allüberall ihre Analysen und Vorhersagen. Der allgemeine Gesundheitszustand sinkt in den sogenannten fortschrittlichen Ländern ab, die dritte Welt verarmt, und die »grüne Revolution« kommt nur einer Minorität zugute. Die Energiekrise ist da; kurz, um mit F. Osborne zu sprechen: unser Planet wird geplündert.
Die totale Verwirrung ist durch widersprüchliche Interessen bedingt. Unsere verschwendungssüchtige Zivilisation will die Vollbeschäftigung des Menschen und seiner Einrichtungen; dabei kommt es gar nicht so weit. Die meisten Wirtschaftsbosse und Politiker verlangen eine Verschärfung des Systems: »Verbrauche und schweige!« – so lautet der Slogan der Produzenten und der Medizin, die von ihnen kontrolliert wird. Manchmal wehrt sich der Verbraucher, meistens aber verlangt er nur eine Veränderung des Systems zu seinen Gunsten und denkt dabei nicht daran, seine Lebensweise zu ändern. Und wer hätte auch etwas davon, es ihm zu empfehlen? Eine einfältige, aber wirksame Propaganda hat ein Gemisch aus Lebensstandard und Lebensqualität geschaffen.
Luxusnahrungsmittel sind gefragt wie noch nie. Es stimmt, daß ihre Her-

stellung für das Leben einer jungen, dynamischen und leistungsfähigen Gruppe wichtig ist, der es mit Zwanzig nichts ausmacht, krank zu sein und ihre Schwierigkeiten mit Alkohol oder Tabak zu kompensieren. Noch dazu haben die Wissenschaftler Zahlen für den »Bedarf« festgelegt (darauf komme ich noch zurück), doch sie scheinen eher einem ideologischen Apriori als wissenschaftlichen Fakten zu entspringen.
Der Schaden ist bereits so groß (und offensichtlich: die Sterblichkeit infolge Herzkranzgefäßerkrankungen = 49% der Todesfälle in den USA [1976] und 18% infolge Krebserkrankungen), die Ursache durch Ernährungsfehler so offensichtlich, daß man heute entscheidende Änderungen in der Ernährungsweise anstrebt. Claude Aubert weist auf den speziellen Nährwert von Getreide und Hülsenfrüchten hin, und er versucht, uns zur traditionellen Ernährung zurückzuführen; er warnt uns vor allem vor übermäßigem Genuß tierischer Produkte.

Wenn von Ernährung gesprochen wird, scheiden sich die Geister. Schädliche Auswirkungen, Nährwert der Produkte und Nahrungszusammensetzung sollten genau und ernsthafter erklärt werden. Ich will hier einige Denkanstöße zu Begriffen geben, die meist nicht beachtet werden. Begriffe wie Schädlichkeit und Giftigkeit, Nährwert und Nahrungsmenge hängen mit dem Bedarf zusammen.

Ein Nahrungsmittel kann aus verschiedenen Gründen schädlich oder giftig sein:
Es kann durch verschiedene biologische Substanzen verseucht werden. Parasiten, Mikroben und Viren können uns durch Genuß von Nahrungsmitteln befallen, die Art ihrer Wirkung kann sehr verschieden sein. Sie können durch Vermehrung im Organismus des Verbrauchers Hepatitis, Poliomyelitis, typhusähnliche Erkrankungen usw. hervorrufen. Nur bei massiver Verseuchung, der keine Abwehrkraft standhält, kommt es bei Zusammentreffen dieser Substanzen mit eventuell vorhandenen Antikörpern im Organismus zu einer Erkrankung. Das bedeutet, daß übertriebene Hygiene manchmal die Ursache der Heftigkeit einiger Infektionskrankheiten sein kann: ein Keim ist viel gefährlicher, wenn er einen »jungfräulichen« Organismus befällt, als wenn er auf einen durch frühere Kontakte mehr oder weniger an ihn gewöhnten Organismus trifft: kleinere Infektionen sind die Folge; das nennen wir die natürliche Immunität. Die biologischen Substanzen können durch ihre Sekrete (Exotoxine, mit denen

sie die Nahrungsmittel verseuchen) gefährlich werden. Jeder von uns kennt schwere bakterielle Lebensmittelvergiftungen oder Vergiftungen durch Staphylokokken. Aber ich staune über die selbst in medizinischen Kreisen vorhandene Unkenntnis über Mycotoxine: Sie entstehen durch Bildung von Schimmelpilzen in den verschiedensten Nahrungsmitteln. Die Aflatoxine zum Beispiel, die in Schimmel vorkommen, den wir überall antreffen, sind die gefährlichsten Krankheitserreger, die wir kennen. Der Kampf gegen giftigen Schimmel durch Anwendung landwirtschaftlicher und konservierender Techniken gehört heute zu den wichtigsten Aufgaben der Lebensmittelhygiene. Anderseits kennen wir eine Reihe außerordentlich *nützlicher* Schimmelpilze, die wir keineswegs ablehnen; wir müssen aber zwischen diesen und jenen zu unterscheiden lernen, müssen jahrtausendealte Überlieferung mit Erkenntnissen der modernen Wissenschaft vereinen. Gesetzliche Regelungen gibt es für viele Produkte in vielen Ländern; trotzdem sind es zu wenige.[1] Außerdem können biologische Substanzen in Nahrungsmitteln ungiftige zu giftigen Stoffen wandeln: wenn beispielsweise während der Veränderung eiweißhaltigen Gewebes giftige Amine wie das Histamin zum Vorschein kommen. Die Landwirtschaft und die verarbeitende Industrie können uns – gemeinsam oder jeder für sich, wissentlich oder unwissentlich – schädliche Produkte liefern. Vor allem stickstoffhaltige Düngemittel, Pestizide, Antibiotika, Hormone und die verschiedensten Zusätze sind uns zu bekannt, als daß wir näher darauf eingehen brauchen.

Weniger oft hört man, daß in absolut normalen Lebensmitteln während der Lagerung und/oder der industriellen Verarbeitung sowie während des Kochens strukturell induzierte Schadstoffe auftauchen: Peroxyde, die durch das Erhitzen von Fetten entstehen (Maillard-Reaktion).[2] Ihr Giftigkeitsgrad steigt an, die nicht ausgeschiedenen Mengen werden schließlich zu Giftstoffen (Arsen), oder es kommt zur Kulminierung verschiedenster Effekte: die Wirkungen dieser Produkte auf unseren Organismus sind uns noch relativ unbekannt. Man müßte fast für jedes ein eigenes Forschungsinstitut gründen. Auch das ist unmöglich, da das toxische Zusammenwirken (Effekte der Verbindung von Stoff A mit Stoff B unterscheidet sich von der einfachen Verbindung des Effektes von A + Effekt von B) viele Studien überflüssig macht.

[1] Cf. P. F. Agostini, »Les mycotoxines dans l'alimentation«, Médicine Fac. Bobigny 1977.
[2] Maillard-Reaktion: nicht enzymatische Bräunungsreaktion, z. B. Oxydation. Stärke der Kartoffel wird durch Sauerstoffeinwirkung braun.

Außerdem ist der Begriff »giftig« nicht eindeutig definierbar. Heftige Vergiftungserscheinungen (etwa durch Pestizide) sind leicht zu charakterisieren. Die Giftigkeit ist das Ergebnis des Zusammentreffens eines eventuell giftigen Produktes mit einem eventuell sensiblen, empfangsbereiten Organismus. Mit den Methoden der klassischen Toxikologie, die absolut ungenügend sind, können die zulässigen Mengen nicht festgelegt werden; nur Studien über den biologischen Abbau der Produkte (Stoffwechsel-Toxikologie) können uns die Bedeutung eines Giftigkeitsgrades und – vielleicht – die Bestimmung erlaubter Dosierungen angeben.

Aber »das eigentliche Problem besteht darin, daß jeder Erfolg teuer erkauft ist und daß man sich generell mit dem augenblicklichen Stand zufriedengibt, daß man nicht anstrebt, die auf längere Sicht hin wirkenden Erfolge zu erforschen«. Daher wird, wie beruhigend die Aussagen verschiedenster Stellen auch immer sein mögen, der Verbraucher schlecht geschützt.

Die einzig richtige Verhaltensweise bis zur endgültigen Forschung besteht in der Inanspruchnahme der neuen Technologien, mit denen wir eventuelle Schäden verhüten können. Für die Landwirtschaft heißt das: Hinwendung zum biologischen Landbau.

Das Nahrungsmittel wird zum Träger radioaktiver Schadstoffe werden. Langsam, aber sicher steigen die Dosierungen und radioaktiven Ausstrahlungen an: neuere Studien zeigen – den Beteuerungen der Propagandisten dieser gefährlichen Vergeudung widersprechend –, daß eine gefahrlose Dosierung nicht möglich ist.[1]

Die Zusammensetzung der Lebensmittel ist sehr verschieden; sie hängt letztlich mit allen Stadien der Produktion zusammen.

[1] Hier wird die gegenseitige Abhängigkeit der Probleme unserer Zivilisation berührt: wenn wir uns weigern, die modernen agronomischen – das sind die agro-biologischen – Techniken zu benützen, brauchen wir Pestizide und Düngemittel. Um sie herstellen zu können, braucht man Energie = Nuklearenergie. So kommt es bei minimalem finanziellen Ertrag für den Produzenten (bei maximalem Ertrag für den Zwischenhändler) zur Verarmung des Bodens, zu unausgewogenen Nahrungsmitteln und zu Trägern mehr oder weniger giftiger Schadstoffe ... Wir haben den nuklearen Abfall als Zugabe ins uns!

Das landwirtschaftliche Stadium

Meistens scheint die Auswahl der Sorten, die angepflanzt werden sollen, mehr vom Interesse des Produzenten und des Verteilers als vom physiologischen Wert für den Verbraucher abzuhängen. Die Verantwortung öffentlicher Stellen diesbezüglich ist groß: Auswahl von ertragreichem Weizen mit geringem Eiweißgehalt, von Kühen, die viel Milch geben =viel Butter, von ökologischen Techniken, die zum Verbrauch von Alkohol führen (der mehr aus Zuckerrüben, denn aus Reben gewonnen wird), diese Auswahlkriterien wurden gefördert durch eine Politik, die etwa den Weizen nach der Menge, nicht nach dem Nährwert bezahlen ließ.

Wesentlichster Faktor für die Qualität eines landwirtschaftlichen Produktes ist die Düngung. Claude Aubert kommt in diesem Buch noch ausführlich darauf zurück. Ich möchte hier nur auf das Mißverhältnis durch zu starkes Düngen mit Mineralien hinweisen: Es kommt zur Verringerung der Trockenmaterie (Salat, Gemüse, Kartoffeln, Äpfel), es kommt zur Verringerung der essentiellen Aminosäuren (Getreide, Kartoffeln, Spinat, kleine Saubohnen), es kommt zur Abnahme des Kohlenhydratgehaltes in Obst und Gemüse und damit zu verschiedenen Wirkungen auf die Vitamine und zu entscheidenden Veränderungen im Mineraliengehalt. Das alles ist das Ergebnis intensiver Anwendung stickstoffhaltiger Düngemittel. Außerdem wird der Geschmack der Produkte verändert und die Konservierungsbereitschaft verringert. Generell gesehen, haben Mangelerscheinungen im Boden, in den Pflanzen und bei den Tieren Auswirkungen auf die menschliche Gesundheit.

Stadium der Verarbeitung

Manche Techniken verringern den Nährwert eines Produkts. Die vorhin erwähnte Maillard-Reaktion verringert seinen Aminosäuregehalt und den Eiweißwert. Durch das Raffinieren z. B. von Mehl kann es zu einer ungenügenden Zufuhr von Vitaminen und Spurenelementen kommen. Die Aufstellungen über die Nahrungsmittelzusammensetzungen sollten stets mit großer Vorsicht beurteilt werden. Selbst wenn ich Anstoß erregen sollte, behaupte ich, daß sie alle falsch sind. Natürlich ist es richtig, daß einige Lebensmittel mehr Proteine, Fette, Stärken, Zucker usw. zuführen.

Beim Vitamin- und Mineraliengehalt sind aber die Werte unwahrscheinlich verschieden. Kenntnisse über die Herkunft der Produkte, über die Produktionstechnik, die Verarbeitung und Konservierung sind wesentlich interessanter.

Es ist bewiesen, daß die Sterblichkeit infolge von Herz- und Gehirngefäßerkrankungen direkt mit der Ernährungweise zusammenhängt.[1] Das ist in den Ländern mit guten Informationssystemen bekannt und wird in der Gesundheitspolitik berücksichtigt: Diese Kenntnisse führten in den USA zwischen 1965 und 1975 zu einem Sterblichkeitsrückgang bei Gefäßerkrankungen (300.000 weniger Tote). Der Tabakkonsum ging um 22% zurück, der Verbrauch von Sahne um 19%, von Butter um 32%, von Eiern um 13%, von tierischen Fetten und Ölen um 56%. Parallel dazu stieg der Konsum von Pflanzenfetten und Ölen um 44% an. Eine erstaunliche Kursänderung geht hier vor sich.

»An dem Punkt, an dem wir angelangt sind«, so kann man im McGovern-Report nachlesen, »dürfen wir nicht mehr auf die medizinische Forschung und Hilfe hoffen, die uns von jenen Krankheiten heilen sollen, die immer öfter die Menschen befallen und oft tödlich enden. Außer einem eventuellen Durchbruch in der Krebsforschung ist nichts Neues mehr in der heilenden Medizin zu erwarten.«

Folgendes Programm wurde aufgestellt:

- Einschränkung des direkt assimilierbaren Zuckerkonsums (Zucker, gezuckerte Getränke usw.) bis auf 30% der Kohlenhydrate und auf 15% der gesamten Energiemenge (heute sind es vergleichsweise 50% bzw. 25%).
- Die Energiezufuhr durch Getreidekonsum (und Nebenprodukte) muß um 45% erhöht werden.
- Reduktion des Fettverbrauches um 40 auf 30% der gesamten Kalorienmenge.
- Reduktion des Cholesterin-Konsums auf 300 mg pro Tag.
- 10% der gesättigten Fette sollen durch 10% der ungesättigten Fette ersetzt werden.
- Nur noch 3 mg Salz pro Tag statt 16 bis 18 mg.

In den USA soll durch Wahrnehmung dieses Programms ein Rückgang der Todesfälle infolge von Herzkranzgefäßerkrankungen (heute 1,000.000 Todesfälle pro Jahr) um 25% erreicht werden. Für Krebserkrankungen

[1] M. Apfelbaum und R. Lepoutre, Les mangeurs inégaux, Stock Ed., Paris 1978. McGovern, Diet related to killer diseases, 2 1977 (U.S. Government Printing office) and Dietary goals for the United States, 1977 (U.S. Government Printing office).

wird mit einem Sterblichkeitsrückgang bzw. dem Rückgang neu auftretender Erkrankungen um die 20% gerechnet. Die Fettsucht, unter der heute 30 bis 40% aller Erwachsenen leiden, soll um 80% verringert werden.
Jetzt verstehen wir auch, wie dringend notwendig eine genaue Überprüfung unseres Nahrungsmittelbedarfes ist. Die vielen uns bekannten Zahlen stammen meist aus physiologischen (also veralteten) Angaben. Schauen wir doch einmal um uns: wir sind versucht, das als »Bedarf« zu deklarieren, was in unserer Umgebung gegessen wird. Der Bedarf jedes Grundelementes ist abhängig vom Aufbau der Ernährung und vom physiologischen Zustand des Menschen: z. B. der Vitamin-B_1-Bedarf ist unter anderem abhängig vom Kohlenhydrat- und Alkoholprozentsatz der Nahrungsmenge, vom Zustand der Darmflora, vom Vorhandensein oder Nichtvorhandensein von Sulfiten (schwefelsaures Salz in der Ernährung) usw.
Der Protein-Bedarf hängt vom gesamten Kalorienprozentsatz ab. Der Vitamin-PP-Bedarf hängt teilweise von der Tryptophan-Zufuhr ab.[1] Und so könnten noch weitere Beispiele aufgezählt werden. Was ich über die Tabelle der Nahrungsmittelzusammensetzung gesagt habe, gilt auch für die »Bedarfs«-Tabelle.
Es ist wesentlich interessanter und sinnvoller, wenn wir uns die Ernährung von Menschen mit gesundem Gesamtzustand genau ansehen, und dabei kommen wir zum Thema Gesundheit, das *hier* nicht behandelt werden soll, das aber behandelt werden sollte. Gültige Kriterien für einen guten Gesundheitszustand sind heute: normales Wachstum, normale Fortpflanzung und Stillfunktionen, Widerstandsfähigkeit gegen Infektionskrankheiten, gleichbleibendes Körpergewicht, Leistungsfähigkeit, hohe Lebenserwartung, Folgen und Schwere gewisser Krankheitsfälle.

Dr. J.-P. Ruasse
Ernährungs-Mediziner
Ex-Assistent der »Médécine préventive«

[1] Tryptophan = essentielle Aminosäure und zugleich auch Provitamin; d. h. es synthetisiert Nicotinsäureamid = PP-Faktor = Antipellagra-Vitamin. Mangelerscheinung: Pellagra (Entzündung der Schleimhäute, Magen- und Darmerkrankungen, Hautausschläge, Lähmungen). Bei ausschließlicher Maisernährung. PP-Faktor ist gegen Sauerstoff und Erhitzen widerstandsfähig.

Einleitung

Karies, Verstopfung, Magengeschwüre, Arteriosklerose, Krebserkrankungen im Verdauungsbereich, Erkrankungen, die auf falsche Ernährungsweise zurückzuführen sind: sie alle treten immer häufiger auf.
Die Herzkranzgefäßerkrankungen und der Krebs sind größtenteils ernährungsbedingt und weisen die größte Sterblichkeitsquote auf. Die »Diätetik« hatte jedoch im Laufe der letzten fünfzig Jahre große Erfolge zu verzeichnen. Unsere Ernährung ist reichhaltiger geworden, und wir konsumieren immer »noblere« Lebensmittel, wie Fleisch, Milch, Joghurt, Käse, Eier, Früchte und Gemüse.
Warum kann uns diese Ernährungsweise nicht gesund erhalten? Ist es etwa die Schuld der modernen Landwirtschaft, die der Quantität gegenüber der Qualität den Vorrang gibt? Sie denaturiert die Produkte unter dem Vorwand der »Konservierung«! Oder ist es die Schuld des Verbrauchers, dessen Ernährungsgewohnheiten sich entscheidend verändert haben? Der erste Teil dieses Buches gibt darauf Antwort!
Auf die Diagnose folgen Rezepte: das ist der Inhalt des zweiten Teiles. Unter »Rezepte« verstehe ich jedoch nicht Medikamente, keine Wundermittel, sondern vielmehr gute Ratschläge, die jeder um seine Gesundheit Besorgte anwenden kann. Diese Ratschläge betreffen die landwirtschaftliche Produktion, die Verarbeitung und Auswahl unserer Nahrungsmittel sowie die Diäten und Zubereitungen: sie entspringen der Wissenschaft und den Erfahrungen der Tradition. Die Wissenschaft ermöglicht uns genaueres Wissen über den Ernährungsvorgang und die Wertigkeit der einzelnen Nahrungssubstanzen. Hier gibt es noch viel zu erforschen.
Die Tradition ist die Erfahrung der Menschheit seit 10.000 Jahren: so lange schon bebaut der Mensch den Boden, so lange schon verarbeitet er Nahrungsmittel, so lange schon ernährt er sich ohne gesundheitliche Schäden. Dieses Kapital vergeuden wir heute: es ist an der Zeit, es wieder herzustellen.

1. Teil

DIE MODERNE ERNÄHRUNG – EINE KATASTROPHE FÜR UNSERE GESUNDHEIT

1. Kapitel
Die durch Schadstoffe aus ihrem natürlichen Gleichgewicht gebrachten landwirtschaftlichen Produkte

Seit mehr als zehn Jahren diskutieren Spezialisten über die Auswirkungen der modernen landwirtschaftlichen Techniken auf die Qualität unserer Nahrungsmittel. Die einen versichern uns, daß – abgesehen von der Verunreinigung und einigen anderen Ausnahmen – die landwirtschaftlichen Produkte noch nie so gut waren wie heute. Die anderen weisen dies entschieden zurück und meinen, die Qualität sei noch nie so schlecht gewesen. Und beide Parteien bieten anhand wissenschaftlicher Experimente scheinbar unwiderlegbare Ergebnisse an.

Angesichts solcher Verschwendung an Zeit und Energie für so geringe Übereinstimmung sollte man den Spezialisten ihren Streit lassen und all jenen, die die Wahrheit nicht scheuen, sagen: »Sucht nur weiter nach Beweisen, sicher werdet ihr sie spätestens in zwei oder drei Generationen finden, nämlich dann, wenn unsere Kinder von Degeneration befallen oder daran gar schon gestorben sind!« Bis dahin begnüge ich mich damit, Tatsachen aufzuzeigen, die jeden weiteren Beweis überflüssig machen.

Offensichtlich ist,

1. daß die Zufuhr unzähliger verschiedener chemischer Bestandteile – Fremdkörper in Naturprodukten – auf längere Sicht nur unheilvolle Folgen haben kann,
2. daß eine erhöhte Anreicherung mit Mineralien (Stickstoff, Phosphor, Pottasche usw.), die auf Grund moderner Düngungsmethoden in unseren Körper gelangen, zu einem Mißverhältnis und zu Mangelzuständen führen muß,
3. und daß eine Förderung des Ertragreichtums sehr leicht zu einer Verminderung des Nährwertes führen kann, d. h. das biologische Gleichgewicht wird zerstört.

1. Nitrate: ein gefährliches Produkt, das immer stärker in unseren Nahrungsmitteln auftaucht

So werden Düngemittel giftig

Bisher versicherten uns Agronomen, daß nur Pestizide gefährlich werden könnten, während die Düngemittel natürliche, vollkommen harmlose und zugleich auch noch nützliche Produkte seien, die unsere Pflanzen ernähren. Diese Argumente gerieten ins Wanken, als man die Giftigkeit der Nitrate entdeckte. Heute ist das Problem der Nitrate wichtiger als das der Pestizide. Nitrat ist eine einfache chemische Verbindung, die den Grundstoff NO_3 beinhaltet.

Das Vorhandensein von Nitrat in den biologischen Zyklen ist absolut normal, da die Pflanzen einen Großteil des Stickstoffes absorbieren, der für sie in dieser Form wichtig ist.

Gefährlich und abnormal ist jedoch ein erhöhter Nitratgehalt in Nahrungsmitteln sowie im Trinkwasser. Nitrate sind an sich ungefährlich – sie werden durch Reduktion aber sehr leicht zu Nitriten abgebaut: $NO_3 \rightarrow NO_2$. Nitrit kann sich dann leicht mit anderen Stoffen binden und Gifte entwickeln, z. B. gefäßerweiternde und cancerogene Nitrosamine.

Die ersten, die sich mit den Auswirkungen des Nitrits beschäftigten, waren nicht etwa Ärzte oder Ernährungswissenschaftler, sondern Erzeuger von Dosenspinat, als sie nämlich immer häufiger feststellten, daß die Verzinnung der Konservendosen rostig wurde. Die Dosen kamen verrostet zum Verbraucher, der Spinat war ungenießbar. Daß der Verbraucher hätte vergiftet werden können, mag zweitrangig gewesen sein; nicht aber, daß der Spinat nun unverkäuflich war!

Parallel zu dieser Entdeckung stellte man die steigende Verwendung von stickstoffhaltigen Düngemitteln in der Landwirtschaft, speziell im Gemüseanbau, fest. Zur selben Zeit kam es bei Säuglingen immer öfter zu Methämoglobinämie[1]: eine Erkrankung, die durch erhöhte Nitratzufuhr ausgelöst wird und tödlich enden kann.

Die Liste der Schädlichkeit der Nitrate wird von Tag zu Tag länger . . .

[1] Methämoglobinämie: Gifte, z. B. Nitrite, blocken das sauerstofführende Oxyhämoglobin – es wird zu Methämoglobin; der Sauerstoff, den wir einatmen, kann nicht mehr im Blut transportiert werden, da ja an seiner Stelle das Nitrit sitzt – es kommt zu Erbrechen, Übelkeit, Bewußtlosigkeit. (Säuglings-Trockenmilch wird mit nitritreichem Wasser angerührt.)

Nitrate: eine Gefahr für Säuglinge

Nitrit (ein Reduktionsprodukt von Nitrat) ist im Blut vorhanden, verbindet sich mit dem Hämoglobin, und so entsteht »Methämoglobin«, das Sauerstoff nicht verarbeiten kann. Diese Krankheit befällt vor allem Säuglinge: die Haut wird schiefergrau, öfter fast bräunlich. Die Verfärbung ist deutlich sichtbar im Gesicht, an den Händen und Beinen. Die Methämoglobinämie kann vor allem bei Säuglingen tödlich enden. In der Bundesrepublik Deutschland sind angeblich in den letzten zwanzig Jahren etwa tausend bis zweitausend Säuglinge an den Folgen dieser Krankheit gestorben.

Nitrat wird zu Nitrit – Tumorerkrankungen

Es wird immer häufiger vermutet, daß Nitrate krebsfördernde Auswirkungen haben. Die neuesten Experimente bestätigen diese Annahme.
a) Nitrite können sich im menschlichen Organismus mit sekundären Aminen verbinden und so zur Bildung krebserregender Nitrosamine führen (sek. Amine = Aminogruppe mit 2 anderen Resten, sind physiologisch wichtige Basen zur Körperentgiftung). Warum es zur Bildung von Nitrosaminen im Verdauungskanal kommt, wissen wir nicht genau. In einigen Fällen induzierten Nitrosamine Krebserkrankungen bereits bei Embryos durch Übertragung im Mutterleib.
Die krebserregende Wirkung bei Absorbieren einiger N-nitrosierter Zusammensetzungen durch Schwangere kann für die Dauer von drei Generationen anhalten. Außerdem können Nitrosamine zu Mißbildung bei Neugeborenen führen.
b) Nitrate vermindern die Tätigkeit der Schilddrüse und können Vitamin-A-Mangel bewirken, da der Organismus das Karotin nicht mehr in Vitamin A umwandeln kann. Aber gerade das Vitamin A hat einen Schutzfaktor gegen verschiedene Krebsarten.
c) Nitrat kann, mit anderen Substanzen verbunden, krebsbildend wirken.

- Vor kurzem hat man zum Beispiel entdeckt, daß Nitrate, bei Vorhandensein von Carbaryl (ein in Europa häufig verwendetes Insektizid), zur Bildung des stark krebserregenden Nitrosocarbaryl führte.
- Nitrate können die Bildung von Nitrosaminen fördern, wenn sie mit

Medikamenten, die Sekundär- und Tertiäramine (z. B. Aminopyrin) enthalten, in Berührung kommen.

● Nitrate können mit Dithiocarbamaten[1] krebserregende Nitrosamine bilden: als man Ratten mittels Sonde Zink-Dimethyl-Dithiocarbamat (Verdünnung 10^{-4} mol.) mit Natriumnitrit (10^{-4} mol.) in den Magen einführte, starben sie innerhalb von fünfzehn Minuten. Im Magen der Versuchstiere fand man 126 mg Dimethylnitrosamin.

● Die im Speichel normalerweise vorhandenen Thiocyanate fördern die Bildung von Nitrosamin. Sie sind daher drei- bis viermal reichhaltiger im Speichel von Rauchern als in dem von Nichtrauchern vorhanden. (Der Zigarettenrauch enthält Cyanide, die sich in Thiocyanate umwandeln. Das Rauchen begünstigt daher die Bildung der krebserregenden Nitrosamine. Außerdem bildet der Rauch einer Zigarette 0,5 mg Nitrit, das ergibt eine Menge von 10 mg bei zwanzig Zigaretten.

d) Wechselbeziehungen zwischen absorbiertem Nitrat und Krebserkrankungen sind beobachtet worden. In England ist der Anteil an Magen- und Leberkrebs in der Stadt Workshop (fünfmal mehr Leberkrebs) wesentlich höher als im übrigen Land. In dieser Stadt ist das Wasser extrem reichhaltig an Nitrat (93 ppm gegenüber 15 ppm durchschnittlich in neun englischen Städten).

In Narino (Kolumbien), wo das Wasser nitratreich ist, kommt Magenkrebs häufiger vor als anderswo.

In Israel wurde ein Zusammenhang zwischen dem Nitratgehalt des Wassers und der Häufigkeit des Darmkrebses festgestellt.

Nitrat und weitere pathologische Auswirkungen

Bei Ratten führt bereits die Zufuhr einer kleinen Menge Natriumnitrit (0,2 mg/kg/pro Tag) zu einer Abzeichnung beim Elektro-Enzephalogramm. Folgendes Experiment wurde mit 12- bis 14jährigen durchgeführt: ein Teil der Kinder bekam Wasser mit 150 mg/pro Liter Nitratgehalt zu trinken, während das Wasser der anderen 8 mg/pro Liter beinhaltete. Die erste Gruppe reagierte in der Folge wesentlich langsamer auf Licht und Geräusche als die zweite Gruppe.

[1] Dithiocarbamat (Carbamat + 2 S-Atome): Schwefelkohlenstoff, vorwiegend in Obst und Gemüse enthalten. Carbamate sind Salze der Carbaminsäure. Maneb = Dithiocarbamat.

Zahlreiche andere pathologische Auswirkungen des Nitrats und des Nitrits wurden bei Tierversuchen festgestellt:
a) Störungen der Fortpflanzungsfunktionen:
Eine tägliche Zufuhr von 500 mg Nitrat führt bei 25% der weiblichen Ratten zu Fehlgeburten. Diese Dosis greift außerdem die Jodzufuhr der Schilddrüse an und verringert den Vitamin-A-Gehalt der Leber.
b) Mangel an Vitamin A und B:
Viele Experimente beweisen, daß die Nitritzufuhr die Vitamin-A-Reserven im Magensaft vermindert. Die Wirkung der Nitrite ist wahrscheinlich schuld an der Zerstörung des Vitamin A und Karotin B in den Nahrungsmitteln und (oder) im Verdauungstrakt. Außerdem vermindert die Nitritzufuhr den Thiamin- und Vitamin-B-6-Gehalt der Gewebe.
c) Gärungsunterbrechende Wirkung:
Zusammenfassung eines Vortrages von J.-L. Dorange (I.N.R.A., Dijon): »Nitrit ist stark gärungshemmend im sauren Milieu auf niedrige Organismen (Pilze) unter Berücksichtigung auf den pH-Wert, spielt keine wichtige Rolle bei der Verschlechterung des menschlichen genetischen Erbteils.« Anderseits sind viele N-Nitroso-Verbindungen schon bei geringer Konzentration gärungsunterbrechend. Unsere Kenntnisse über die Wirkungsweise dieser Produkte erlaubt uns jedoch nicht, anzunehmen, daß es eine Konzentrierung ohne Wirkung gibt.

Zulässige Tagesdosis (ZTD) an Nitrat und Nitrit

Die Weltgesundheitsorganisation hat 5 mg/kg Nitrat und 0,2 mg/kg Nitrit – das sind 350 mg und 14 mg für einen ca. siebzig Kilo schweren Menschen – als zulässige Tagesdosis fixiert.
Die durchschnittliche Nitratzufuhr durch Lebensmittel ist generell niedriger als die ZTD, nur in Gegenden, wo das Wasser nitratreich ist, wird sie leicht überschritten.
Das Überschreiten der erlaubten Nitritmenge pro Tag ist jedoch häufiger, wie wir später sehen werden. Die ZTD kann keine Unschädlichkeit garantieren. Die Experimente, die zur Fixierung der ZTD führten, wurden an gesunden Tieren durchgeführt. Eine Dosierung ohne schädliche Folgen müßte jedoch bei Versuchsobjekten mit schlechter Gesundheit oder Stoffwechselstörungen (zum Beispiel Vitaminmangel) niedriger sein.
Auch bei Verarbeitung anderer Chemikalien – wie Medikamente, Pesti-

zide, Lebensmittelzusätze und anderer Fremdstoffe, die mit dem Nitrit zusammenwirken können – muß eine niedrigere Tagesdosierung angenommen werden.
Zwei Nahrungsmittelsorten können erhöhten Nitrat- und Nitritgehalt aufweisen: Gemüse und Fleisch.
Neuere Studien haben ergeben, daß in den Vereinigten Staaten 82% des Nitrats im Ernährungsbereich aus Gemüsesorten stammt, in Deutschland aber, wo der Fleischkonsum vergleichsweise größer ist, sind es nur 72%.

Nitrat im Gemüse

Im Gemüse ist Nitrat enthalten, die Menge variiert jedoch je nach Gemüsesorte, nach Anbau und Lagerung.
a) Drei Gemüsesorten können erhöhten Nitratgehalt aufweisen:
- Blattgemüse, vor allem Jungpflanzen: Spinat, Lattich, Fisolen (grüne Bohnen) und Kohl
- Wurzelgemüse: Karotten, Rote Bete, Radieschen
- andere Gemüsefrüchte: Gurken, Auberginen.

Der Nitrat- und Nitritgehalt variiert beträchtlich, wie aus folgender Tabelle ersichtlich ist:

Nitratgehalt einiger Gemüsesorten

	Gemüse	Nitratgehalt in mg/kg Frischgemüse
Roh	Spinat	50 bis 4000
	Rosenkohl	2 bis 450
	Lattich	70 bis 3000
	Karotten	30 bis 650
Gekocht	Spinat	20 bis 360
	Bete	150 bis 1440
	Rote Rüben	770 bis 3000

Der Nitratgehalt der Pflanzen hängt hauptsächlich von zwei Parametern ab:
- von der Stickstoffmenge am Wurzelniveau: sie kann in stickstoffarmem

Boden bis zu 10 ppm variieren, bei stark stickstoffangereichertem Boden schwanken die Werte bis zu 600 oder 700 ppm;

- vom Zeitraum, in dem das absorbierte Nitrat verringert wird, um zu einem Eiweißaufbau zu gelangen. Der Eiweißaufbau (Proteosynthese) wird durch alle für das Pflanzenwachstum ungünstigen Einflüsse verlangsamt: also durch Temperatur, zu wenig Licht, Mineralienmangel, vor allem Mangel an Spurenelementen. Bei der Reaktion zwischen Nitrat und Protein tritt eine Reihe von Enzymen auf, deren Coenzyme immer Spurenelemente – wie Kupfer, Molybdän, Mangan und Eisen – sind.

Eine erhöhte Zufuhr an stickstoffhaltigem Düngemittel wird beim Gemüse ein beträchtliches Ansteigen des Nitratgehaltes hervorrufen, und zwar durch den erhöhten Nitratgehalt des Bodens und durch den Mangel an Spurenelementen, der durch das aus seinem natürlichen Gleichgewicht gebrachte Düngemittel entsteht.

b) Der Nitratgehalt hängt vor allem von der Düngung ab.

- Stickstoffhaltige Düngemittel sind an dem erhöhten Nitratgehalt beim Gemüse schuld. Erhöhte Stickstoffzufuhr kann den Nitratgehalt bei Spinat und Karotten verzehnfachen, ja manchmal sogar verzwanzigfachen.

Nitratgehalt von Karotten und Spinat bei ansteigender Stickstoffzufuhr

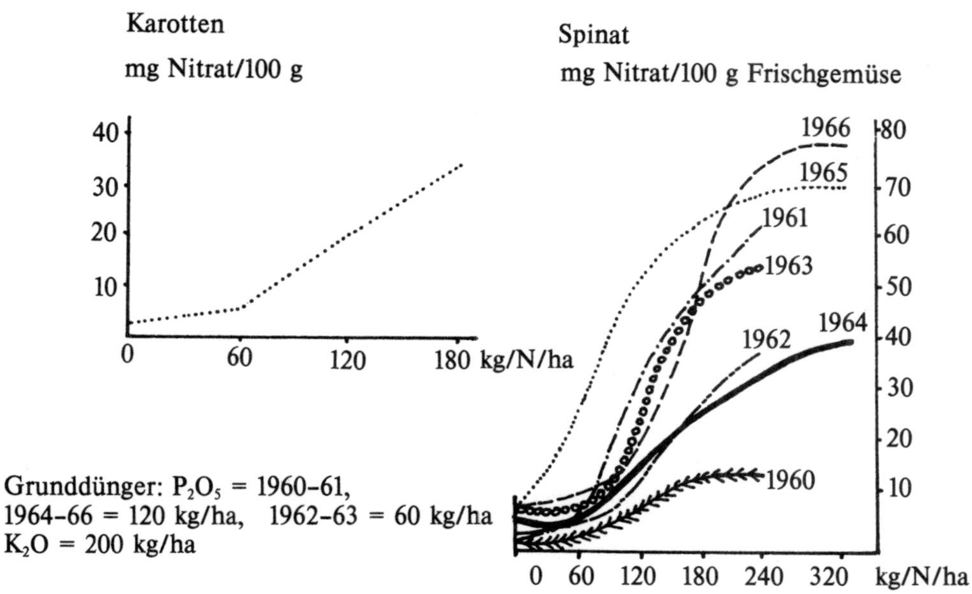

Wichtig ist, in welcher Form Stickstoff zugeführt wird: bei gleichbleibender Dosierung ist die Nitratanreicherung dann beträchtlich, wenn der Stickstoff der Pflanze in direkt assimilierbarer Form zugeführt wird. Bei organischen Düngemitteln, deren Assimilation steigend ist, kommt es zu niedrigerem Nitratgehalt als bei chemischen Düngemitteln.

- Der Mangel an Spurenelementen (Molybdän und Bor) fördert Nitratansammlung in den Pflanzen.
- Das 2,4-D, ein in der Landwirtschaft häufig benütztes Herbizid, hat dieselbe Wirkung.

c) Nitrat wird durch Lagerung zu Nitrit. Bei Lagerung von Gemüse in feuchter Umgebung, ohne Sauerstoffzufuhr (z. B. in Plastikhüllen) und bei gleichbleibender Temperatur, vermehren sich jene Bakterien, die Nitrat in Nitrit umformen; bereits nach kurzer Zeit ist der Nitritgehalt extrem angestiegen, wie aus der folgenden Tabelle ersichtlich ist.

Nitrat- und Nitritgehalt im Spinat

Zufuhr an stickstoffhaltigem Dünger (kg N/ha)	Zum Zeitpunkt der Ernte		Nach 4 Tagen Transport und Lagerung	
	Nitrat (mg/kg)	Nitrit (mg/kg)	Nitrat (mg/kg)	Nitrit (mg/kg)
0	173	0,5	146	3,6
80	439	1,8	540	13,1
160	1449	3,9	1485	205
320	3482	3,0	2557	355

Bei Experimenten ist beobachtet worden, daß der Nitritgehalt eines Bodens, der mit 160 kg Stickstoff/ha bei Intensivdüngung angereichert wurde (eine Dosierung, die bei der Intensivwirtschaft laufend verwendet wird), bereits nach vier Tagen 57mal höher war als der des unbehandelten Bodens. 1971 hat Professor H. Gounelle bei einer Tagung an der Medizinischen Akademie auf die Gefährlichkeit selbstgekochter Karottensuppen hingewiesen: nur 18% der analysierten Suppen hatten einen niedrigeren Nitratgehalt als der höchste tolerierte Wert des Trinkwassers.

Nitratgehalt der Fleischwaren

Die Nitratzugabe als Konservierungsmittel ist bei Fleischwaren erlaubt und wird seit langem bei Schinken, bei Gepökeltem und Fleischprodukten – wie Würstchen, Schmalzfleisch, Pasteten und Wurstwaren – gehandhabt. Der tolerierte Natriumnitritrückstand liegt bei 150 mg/kg, der des Nitrates bei 500 mg/kg.

Die 1974 vom Genossenschaftlichen Laboratorium für Analysen (Paris) durchgeführte Untersuchung von 105 Schinken ergab, daß
15 davon mehr als 150 mg/kg an Nitrit
und 5 davon mehr als 400 mg/kg an Nitrit enthielten.

Eine weitere, zwischen 1975 und 1976 erfolgte Untersuchung ergab im Durchschnitt beim Schinken 75 mg/kg Nitrit und 387 mg/kg Nitrat.[1]

Wenn ein etwa 20 kg schweres Kind zirka 50 g eines solchen Schinkens (und dabei handelt es sich um ein nicht extrem behandeltes Produkt) ißt, hat es bereits 75 :20 = 3,75 g Nitrit, also die zulässige Tagesration (in diesem Fall: 0,2 × 20 = 4 mg), zu verarbeiten; dazu kommt der Nitratanteil von genossenem Gemüse und Trinkwasser.

Auf Grund dieser Untersuchungen kann zusammenfassend festgestellt werden,

1. daß der Nitrat- und Nitritgehalt der Fleischwaren die gesetzliche Toleranzgrenze nicht überschreitet, aber
2. daß diese viel zu großzügig bestimmt wurde.

Ein Erwachsener, der 100 g Fleisch (inklusive der tolerierten Zusatzmenge) zu sich nimmt, überschreitet bereits die von den Ernährungswissenschaftern der Weltgesundheitsorganisation erarbeitete Tagesration.[2]

In Holland wird bei der Käseerzeugung – bei Gouda und Edamer – Nitrat mitverwendet: der Anteil ist jedoch viel geringer als bei Fleischprodukten. Eine Untersuchung ergab, daß 65% der Probeentnahmen weniger als 20 mg/kg Nitrat enthielten.

[1] Schinken erster Wahl enthielt 3700 mg/kg an Nitrat!

[2] Ähnlich ist die Handhabung bei Wein: Die Ernährungswissenschaftler warnen vor der Überschreitung einer Tagesration von 30–50 mg Schwefeldioxid. Gesetzlich toleriert ist die Beigabe von 225 mg SO_2 pro Liter Portwein und von 300 mg pro Liter Weißwein. Es ist an der Zeit, die Gesetze nach den Vorschriften der Ernährungswissenschaftler abzustimmen. Im Moment ist der Profit des Herstellers und des Händlers wichtiger als die Gesundheit des Verbrauchers. Anm. d. Bearb.: Lt. Weingesetz der BRD lauten die Zahlen folgendermaßen: 175 mg SO_2/Liter bei Rotwein, 225 mg SO_2/Liter bei Weißwein und Rosé.

Nitratgehalt des Wassers

Das Trinkwasser wird immer stärker durch Nitratgehalt verseucht. Die Toleranzgrenze liegt bei 40 mg pro Liter; 11% der kürzlich durchgeführten Entnahmen aus dem Seine-Normandie-Becken enthielten mehr als 40 mg und 36% zwischen 20 und 40 mg pro Liter.[1]

Der Nitratgehalt stieg im Laufe der Zeit regelmäßig an; dazu ein Beispiel:

in Cayenne: 2 mg pro Liter im Jahr 1948
30 bis 35 mg pro Liter im Jahr 1977

in Vallée: 5,5 mg pro Liter im Jahr 1940
50 mg pro Liter im Jahr 1975

in Mont-Moulins: 20 mg pro Liter im März 1971
40 mg pro Liter im März 1977

Und ähnlich verhält es sich auch in allen anderen Industrieländern.

Beunruhigend ist ferner das extrem langsame Einsickern der Nitrate in tiefere Bodenschichten. Bei nur schlecht durchlässigem Boden erreicht das Nitrat erst nach etwa 20 bis 30 Jahren die tiefergelegenen Bodenschichten, die für unsere Trinkwasserversorgung von Bedeutung sind.

Anders ausgedrückt: angenommen, wir hörten heute mit der Verunreinigung der Gewässer durch Nitratzufuhr auf, so würde der Gehalt in verschiedenen Schichten während der nächsten 20 bis 30 Jahre trotzdem weiterhin ansteigen.

Die am stärksten verunreinigten Bodenschichten (ausgenommen die verschmutzten Regionen in der Nähe von Industrien oder dichten Ansiedlungen) finden wir in Gebieten mit intensivem Getreideanbau, vor allem bei dichtem Maisanbau.

Die Beachtung einiger einfacher Regeln genügt, um unsere tägliche Aufnahme von Nitraten und Nitriten zu verringern:

- Biologisches Gemüse essen.
- In Plastik abgepacktes Gemüse meiden.
- Besonders im Sommer beim Kauf darauf achten, wie frisch das Gemüse ist.
- Grünzeug weder roh noch gekocht, aber auch Gemüsesuppen nicht un-

[1] Deutsche Trinkwasserverordnung: 90 mg Nitrit/l
Münchner Leitungswasser 5,1 mg/l
Bodenseewasser 2–3 mg/l
Wahnbachtalsperrenwasser 13,7 mg/l
Rheinwasser 11 mg/l
(lt. Deutschem Ernährungsbericht 1976)

nötig »herumstehen lassen«, sondern konstant kühl aufbewahren und möglichst rasch verzehren.
- Nicht zu viel Gemüse auf einmal essen, da es sehr reich an Nitraten ist (besonders Spinat).
- So wenig wie möglich Wurstwaren essen.
- Trinkwasseranalysen machen lassen, und wenn der Nitratgehalt zu hoch ist, lieber Mineralwasser trinken.

2. Die Muttermilch, das am meisten verseuchte Nahrungsmittel

Eine 1972 in ganz Frankreich durchgeführte Untersuchung hat eine Tatsache aufgedeckt, die niemand vorhergesehen hat und deren Auswir-

H.C.H.- und H.C.B.-Rückstand in der Muttermilch und in der Kuhmilch

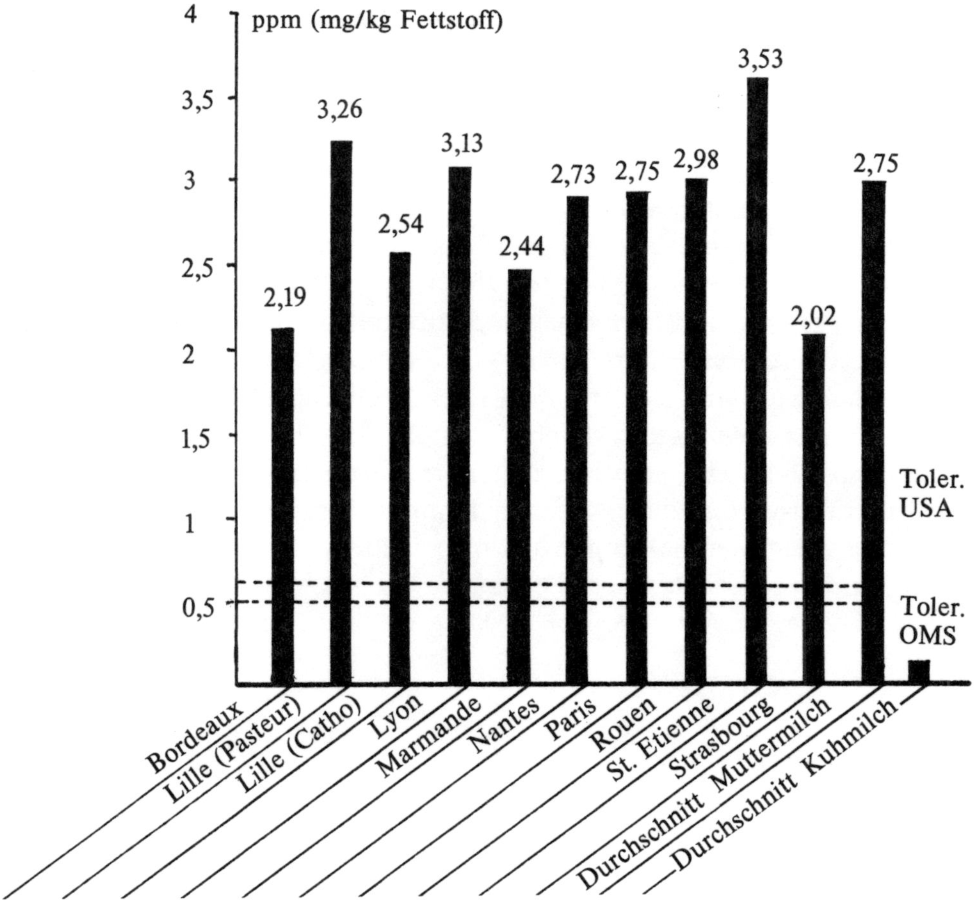

kungen sich selbst heute noch nicht abschätzen lassen: Die kostbarste und unersetzlichste Nahrung, die Muttermilch, ist auch die bei weitem verseuchteste.

Keine der 1972 untersuchten Proben entsprach den für die Ausfuhr von tierischen Produkten festgesetzten Normen, um so weniger den von der Weltgesundheitsorganisation empfohlenen. Die Muttermilch enthielt durchschnittlich 5- bis 10mal mehr H. C. H. und bis zu 100mal mehr DDT als Kuhmilch, die selbst schon einigermaßen verseucht ist. Einige Proben enthielten sogar bis 20 mg DDT pro kg Fettstoffe, während vergleichsweise von der Weltgesundheitsorganisation bei Milchprodukten nur maximal 1 mg und in der Schweiz sogar nur 0,1 mg toleriert werden. Demnach nehmen Brustkinder das Mehrfache der gemäß WHO zulässigen Tagesdosis an organchlorischen Insektiziden zu sich.

Gegenüber diesen Ziffern darf man nicht unbeteiligt bleiben, wenn man weiß, daß es sich bei DDT um ein Nervengift handelt, und wenn man sich ins Bewußtsein ruft, wie hochempfindlich der Organismus eines Neugeborenen – und vor allem sein Nervensystem – reagiert.

Nun, seit 1972 nimmt der Grad der Verseuchung in der Muttermilch fortschreitend ab, weil die remanentesten organchlorischen Insektizide in der Zwischenzeit verboten worden sind; mit einer Ausnahme: Lindan (ein Insektenbekämpfungsmittel, wirkt auf die meisten Insekten tödlich), das sehr oft beim Ackerbau und in der Veterinärmedizin verwendet wird. Die Folgeerscheinungen von verseuchter Muttermilch auf die Gesundheit der Säuglinge wurde bis jetzt in keiner seriösen Forschungsarbeit untersucht. Ist das nicht erstaunlich? Wo man doch beobachtet hat, daß zwar eine Kuh, die mit dem Futter kleinere Mengen von DDT aufnimmt, keine Krankheitssymptome aufweist, daß aber hingegen ihr Kalb unter nervösen Störungen und oft sogar unter Krämpfen leidet. Dennoch, und das muß hier gesagt werden, kann Muttermilch durch nichts ersetzt werden.

DDT-Rückstände in der Muttermilch und in der Kuhmilch

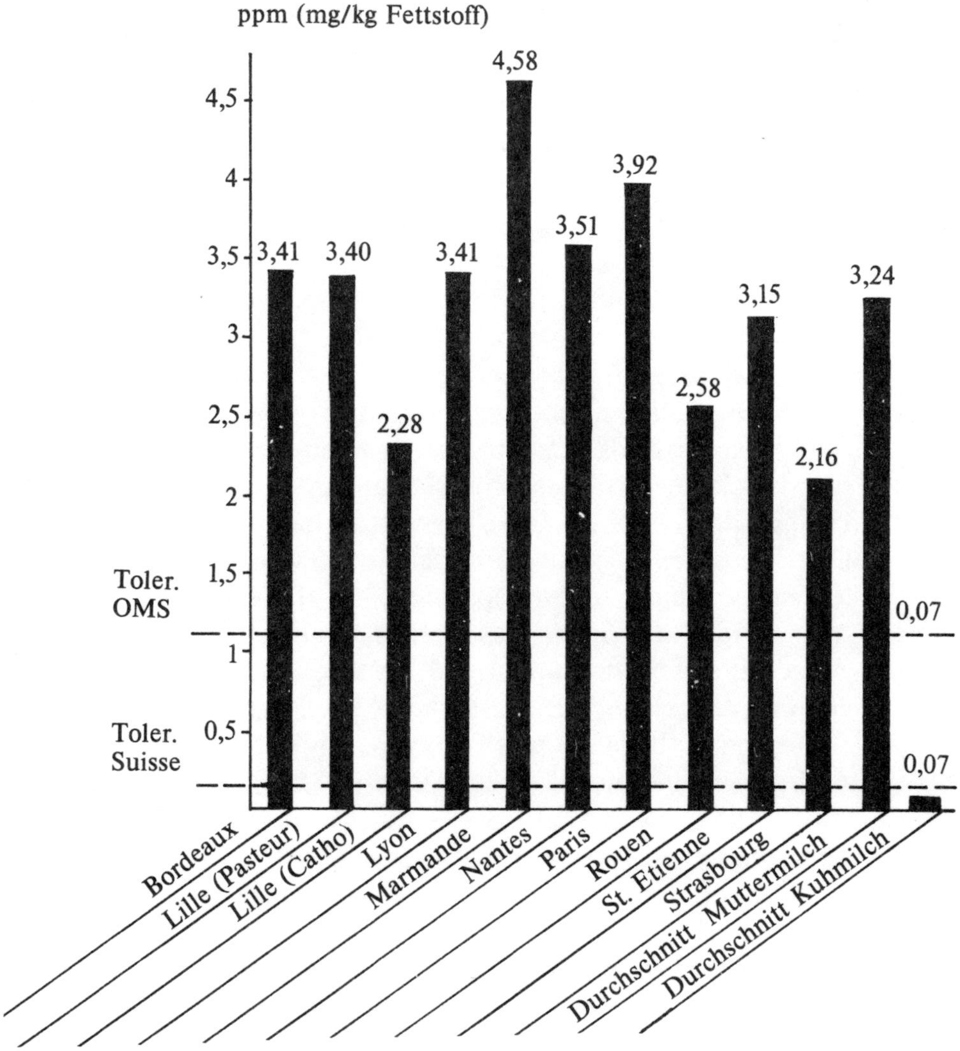

3. Weitere beunruhigende Tatsachen

Einige in der Landwirtschaft verwendete Chemikalien erweisen sich als viel gefährlicher, als bisher angenommen wurde. Viele chemische Produkte sind an sich kaum giftig, aber ihre Folgewirkungen können gefährlich werden:

1. Im Produkt kann es zu einer Veränderung kommen, die gefährlicher ist

als das Produkt selbst. Dazu ein Beispiel: Dioxin ist ein Gift, das in den häufig verwendeten Unkrautvertilgungsmitteln 2-4D- und 2-4,5-T-Präparaten enthalten ist. Diese Mittel werden unter anderem Namen angeboten. Dioxin bildet sich anscheinend plötzlich bei Wärmeentwicklung, also etwa bei Waldbränden, beim Verbrennen von Stroh oder von Holz, das mit Unkrautvertilgungsmitteln behandelt wurde. Das Unglück von Seveso entstand durch einen Zwischenfall bei der Produktion: eine außergewöhnliche Wärmeentwicklung während der Synthese führte zur Bildung von Dioxin an Stelle der 2-4,5-T-Präparate.
Dioxin kann zur Mißbildung im Mutterleib führen und weist große Remanenz auf.
2. Zusammenwirkende Effekte. An sich nur schwach giftige Produkte können – in Verbindung mit anderen Substanzen – Krebserreger entwickeln: zum Beispiel wird das Carbaryl, verbunden mit Nitrat, zum stark krebserregend wirkenden Nitrosocarbaryl. Carbaryl kommt vor in sämtlichen Kohlgewächsen, Salat, Äpfeln, Birnen, Steinobst (außer Kirschen), Weintrauben. Ferner in Reis und Kartoffeln (lt. Höchstwerteverordnung).
DDT allein scheint nicht krebserregend zu sein. Eine kürzlich durchgeführte Untersuchung der Leber, des Gehirns und der Fettstoffe von an Nervenleiden oder Lebererkrankungen Verstorbenen zeigte, daß der DDT-Gehalt in diesen Organen wesentlich höher war als der bei einem Unfall Verstorbenen. Bei an Krebs Verstorbenen mit Metastasen in der Leber fand man in den Fettstoffen 2,5mal so viel DDT wie etwa bei verunglückten Personen. Dies könnte die Wirkung von DDT in Verbindung mit anderen chemischen Produkten aufweisen.
3. Umwandlung von Pestiziden in noch giftigere Vertilgungsmittel.
Dithiocarbamate (Maneb, Zineb, Mancozeb), ein häufig benütztes, schwach giftiges Hausschwammbekämpfungsmittel, baut Äthylenthioharnstoff ab, das bei Mäusen Leber- und Schilddrüsenkrebs hervorruft. Propylverbindungen und Chlorpropan – zwei Herbizide – können sich im Boden zu cancenogenen Substanzen verändern.
Lederer weist auf Chlor-Aniline hin, die sich im Boden nach Einwirkung obenerwähnter Herbizide bilden: sie können sich in hochgiftige und krebserregende Stoffe, wie das Chloro-Azobenzen und das Dichloro-Azoxybenzen, umwandeln. Die Produkte bilden sich im Boden und werden von den Pflanzen absorbiert.
4. Es ist unmöglich, eine genaue Dosierung zu bestimmen. »Allein die Menge bestimmt die Wirkung des Giftes«, sagte Paracelsus. Anders ausge-

drückt: auch Gift wird erst gefährlich ab einer gewissen Dosierung, ansonsten besteht keine Gefahr. Manchmal ist Gift auch nützlich: in der Medizin werden kleinste Mengen als Medikament verordnet, größere Mengen können tödlich wirken. Für Pestizide wurde die Bezeichnung »erlaubte Dosierung« eingeführt. Die Verwendung geringer Mengen dürfte eigentlich nicht schädlich wirken; dies steht jedoch zur Diskussion.
Druckrey und Schmahl verabreichten Ratten eine abnehmende Dosierung zweier krebserregender Substanzen. Sie erhielten folgendes Resultat:

Relation zwischen Dosierung und Folgen beim Auftreten von Krebs im Gehörgang durch Paradimethylaminotilben (bei Ratten) (nach Druckrey und Schmahl)

Tagesdosierung (in mg/kg)	Zeit bis zum Auftreten des Tumors bei 50% der Tiere (in Tagen)	Dosierung, die zum Auftreten des Tumors bei 50% der Tiere führte (in mg/pro kg Körpergewicht)
3,4	250	852
2,0	342	685
1,0	407	407
0,5	560	280
0,28	607	170
0,2	675	135
0,1	900	90

Die Werte in der dritten Kolonne zeigen auf, daß – im Gegensatz zur Logik des Paracelsus – sich die krebsauslösende Dosis um so mehr verringert, je kleiner die täglich eingenommene Menge ist. Es bedarf zehnmal weniger an krebserzeugender Substanz bis zum Entstehen des Tumors, wenn die Ratten pro Tag 0,1 mg aufnehmen, als wenn sie davon 3 mg aufnehmen.
Ein ähnliches Experiment mit NN-Diäthylnitrosamin ergab das gleiche Resultat: 963 mg/kg führten bei 50% der Versuchstiere zu Krebserscheinungen (bei einer Tagesmenge von 9,6 mg/kg) und 137 mg/kg hatten denselben Effekt bei einer Tagesdosierung von 0,3 mg/kg.
5. Die Zusammensetzung der Pflanzenstoffe ist sehr unterschiedlich – vor allem bei Gemüse und Früchten. Sie wird von der Anbaumethode und der Sorte bestimmt.

Die Methoden der Fruchtbarmachung von schwerem Ackerland führen generell zu einem Mangel an Magnesium und an Spurenelementen. Die industrielle Verarbeitung (Raffinieren) und unsere Ernährungsweise verschlimmern diesen Mangelzustand. Das Anreichern unserer Lebensmittel mit Magnesium und Eisen soll ausgleichend wirken. Diese Methode scheint aussichtslos zu sein, da so nicht alle Spurenelemente, deren Funktion für den menschlichen Organismus wir nur teilweise kennen, ersetzt werden können.
Der Mangel an Spurenelementen und Magnesium hat unvorhersehbare und auf längere Zeit wirkende Folgen. Ein deutlicher Mangel birgt noch die kleinste Gefahr: er kündigt sich durch Symptome an, denen man entgegenarbeiten kann. Aber die Subkarenzen, die meist nur klinisch erkennbar sind, können zu Störungen des physiologischen Mechanismus führen und wahrscheinlich auch die Bildung von Krebserkrankungen fördern. Der Mangel an Spurenelementen im Boden begünstigt die Ansammlung von Nitraten in den Pflanzen: Delbet behauptet, daß Magnesiummangel die Bildung von Krebserkrankungen fördert. Es ist also falsch, wenn viele Autoren behaupten, daß Düngemittel ungefährlich sind. Das Düngemittel als solches ist ungefährlich, jedoch die Veränderungen, die es bei Pflanzen und deren Verbrauchern hervorruft, sind keineswegs ungefährlich.

Unterschied im Aufbau von organisch und chemisch gedüngtem Gemüse

Trockensubstanz	+23%
Protein	+18%
Ascorbinsäure	+28%
Zucker	+19%
Methionin	+23%
(bei Kartoffel und Spinat)	
Kalzium	+10%
Pottasche	+18%
Phosphor	+13%
Eisen	+77%
Magnesium	± 0%
Nitrat	−97%
freie Aminosäure	−42%
Sodium	−12%

Eine unausgewogene Düngung begünstigt die Entwicklung von Parasiten, was wiederum einer gesteigerten chemischen Behandlung bedarf.
Die seit zwölf Jahren von W. Schuphan durchgeführten Untersuchungen zeigen auf, welche erheblichen Unterschiede im Anbau zwischen dem üblichen und dem mit organischen Düngemitteln (Stalldung und biodynamischer Kompost) behandeltem Gemüse bestehen.
Bei organisch gedüngtem Gemüse ist demnach eine anteilsmäßig deutliche Zunahme der für den biologischen Wert wesentlichen Stoffe gegeben, wohingegen starke Verringerung der ohnehin unerwünschten Stoffe zu verzeichnen ist. Die sehr bedeutende Zunahme des Eisengehaltes (+ 77%) ist zu unterstreichen, da doch oft der Eisenmangel in der modernen Ernährung beklagt wird. W. Schuphan weist ganz eindeutig die qualitätsmäßige Überlegenheit des biologischen Gemüses nach. Die untenstehende Tabelle zeigt, daß die gängigen Apfelsorten gegenwärtig nach anderen Wertmaßstäben ausgewählt werden als jenen, die der Gesundheit des Konsumenten förderlich sind.

Vitamin-C-Gehalt einiger Apfelsorten

Sorte	Vitamin-C-Gehalt (mg/100 g)
Winterkalvill	31,8
Graverenette	26,5
Apfel aus Croncels	26,4
Orleans-Renette	22,4
Ontario	20,6
Kanadarenette	17,2
Boskoopapfel	16,4
Baumannrenette	16,2
Winterrambur	14,8
Winterbanana-Apfel	12,9
Cox Orange	10,5
Jonathan	8,8
Golden Delicious	8,0
Roter Winterkalvill	5,1
Rome Beauty	3,6
Geheimrat Oldenburg	3,1

Diese Ziffern zeigen, wie groß die Unterschiede zwischen den einzelnen Sorten sind: Um unseren Tagesbedarf an Vitamin C (ungefähr 50 mg Ascorbinsäure) zu decken, reicht (angenommen, ein Apfel wiegt 200 g) nur eine Graverenette, aber wir müßten drei Golden Delicious oder fünf Rote Winterkalvill essen. Der Golden Delicious, der am meisten gekaufte Apfel, hat einen der geringsten Vitamin-C-Gehalte.

2. Kapitel
Wie die Industrie die Nahrungsmittel denaturiert

Früher wurden landwirtschaftliche Erzeugnisse zum größten Teil von ihren Herstellern auch verbraucht. Vom Anbau am Feld oder im Garten bis zum fertigen Essen war der Weg kurz: das Gemüseputzen, das »Schälen« einiger Getreidesorten, das Mahlen und schließlich das Kochen, dazu kam manchmal noch ein natürlicher Gärungsprozeß – mehr nicht. Womit aber nicht gesagt werden soll, daß es damals an Phantasie und Wohlgeschmack fehlte.
Einige Zubereitungen – z.B. von Brot oder frischem Käse – verlangten Geschicklichkeit, ein »Gewußt wie« – und die nötige Zeit; man benötigte nur landwirtschaftliche Produkte der Umgebung – deren gab es genug – und die seit Generationen überlieferten Rezepte.
Zum Konservieren waren keinerlei teure Geräte nötig, man beschränkte sich auf einfache Vorgänge wie Trocknen, Gärung und Reifung.
Die landwirtschaftliche Nahrungsmittelindustrie hat jedoch alles verändert: sie hat sich der landwirtschaftlichen Produkte bemächtigt und sie zu »Nahrungsmittel« gemacht, die keinerlei Ähnlichkeit mehr mit dem ursprünglichen Produkt haben.

1. Das Brot hat den größten Teil seines Nährwertes verloren

Unter allen Produkten scheint es am wenigsten »denaturiert« zu sein, da es ja hauptsächlich aus Mehl, Wasser und Salz hergestellt wird. Einige Zusätze sind erlaubt: Wickenmehl, Ascorbinsäure, Getreidemalz, Propionsäure, Milchsäure, Phosphate, Essigsäure, Kalziumazetat. Das sind wenige Zusätze, gemessen am »Inhalt« der amerikanischen Brotsorten – dem Brot unserer Zukunft?

Zusammensetzung amerikanischer Brotsorten

Angereichertes Mehl	100 Pfund
Hefe	1,5 bis 2,5 Pfund
Sojamehl	1 Pfund
Salz	2 Pfund
Zucker	3 Pfund
Schweineschmalz	2 bis 3 Pfund
Magermilch	2 Pfund
Mono- und Diglycerid	5 Unzen
Kalziumpropionat	3 bis 4 Unzen
Zusätze	
Getreidestärke	0,0230 %
Benzolperoxid	0,0066 %
Niazin	0,0030 %
Eisen	0,0027 %
Trikalziumphosphat	0,0016 %
Bromat von Kalium	0,0011 %
Mononitrat von Thiamin	0,0004 %
Riboflavin	0,0003 %
Magnesiumkarbonat	0,00006%

Das sogenannte »französische« (also das »weiße«) Brot ist dagegen naturbelassener, obwohl bei der Herstellung Weißmehl verwendet wird. Dieses hat den Großteil seiner im Getreidekorn enthaltenen Vitalstoffe verloren. Gegenüber dem Vollkornbrot (Ausmahlungsgrad 98%) hat das handelsübliche Weißbrot (75%) 50% Phosphor, 60% Kalzium, 60% Eisen, 70% Vitamin B_1, 67% Vitamin B_2, 87% Vitamin B_3 (PP) verloren.[1] Zugleich geht auch die für die Verdauung wichtige Kleie verloren. Also kauft man sie zu teurem Preis als Pille in der Apotheke, obwohl ein Großteil der maßgeblichen Ernährungswissenschafter seit fünfzig Jahren versichern, daß Kleie unnütz ist, ja sogar schädlich und irritierend wirken kann.

Das Weißbrot wird also hauptsächlich mit Stärke und Gluten, mit den wenigen verbliebenen Vitaminen und Spurenelementen des Getreidekornes und ganz ohne Kleie hergestellt, das heißt, es bringt letztlich nur Kalorien.

[1] Vitamin B_3 ist chemisch Nicotinsäureamid (Niacin) = PP-Faktor, fehlen bewirkt Entzünden der Schleimhäute, Hautausschläge.

Verhältnis zwischen dem Auszugsgrad und dem im Weizenmehl verbleibenden Vitaminen

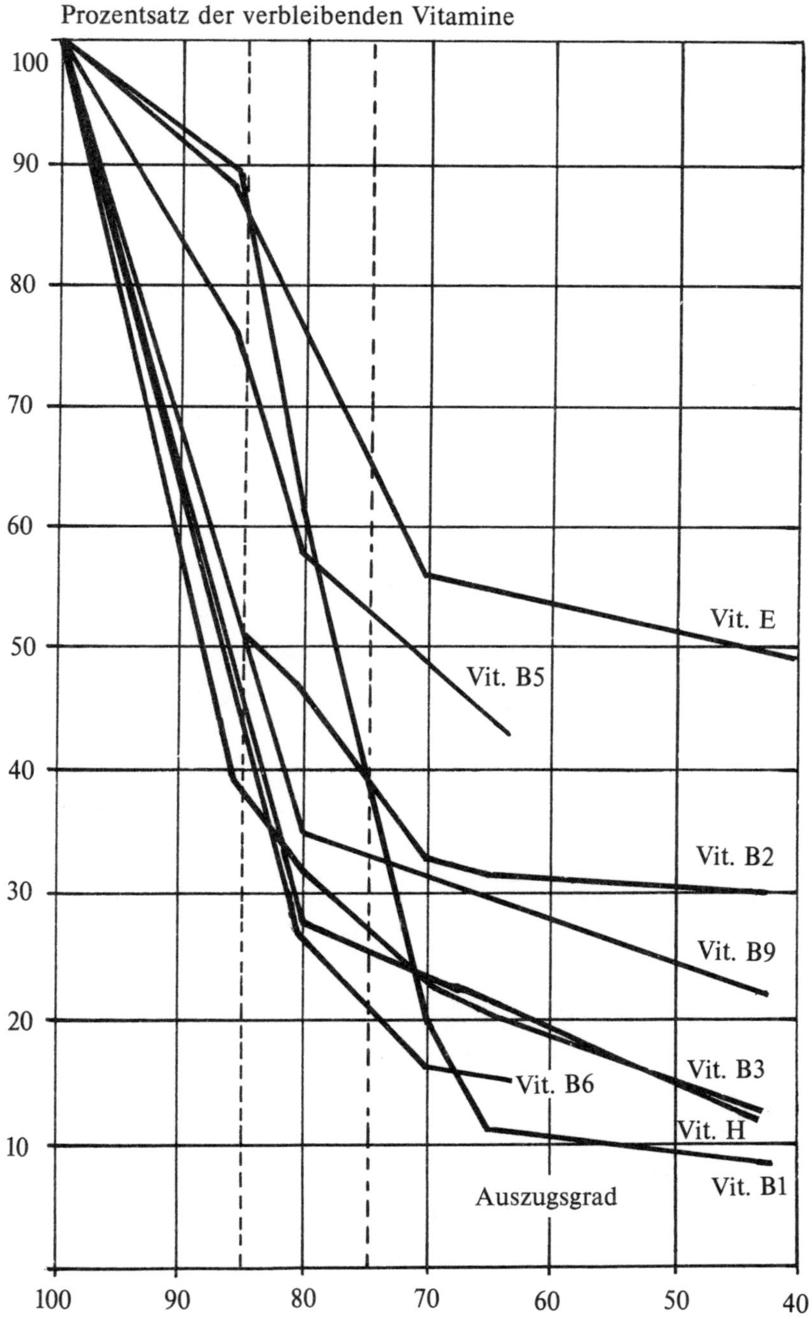

Auch das Salz, das dem Mehl beigegeben wird, ist raffiniert: das im Meersalz vorhandene Magnesium und die Spurenelemente fehlen.
Die Verwendung von Hefe, das elektrische Kneten und die kurze Backzeit bei hoher Temperatur geben letztlich dem Brot das uns bekannte Aussehen: es ist weiß, leicht, geschmacklos und nach kurzer Zeit nicht mehr genießbar. Dem paketierten Brot werden außerdem verschiedene Chemikalien zur Haltbarmachung beigegeben.
Nun, als Beispiel, die Zusammensetzung eines sogenannten »Landbrotes«:

- Mehl
- Weizenhefe
- Salz
- Malz
- Hefe
- Molke
- Kalziumpropionate E 282 (im verpackten Schnittbrot).

2. Getrocknetes und tiefgekühltes Gemüse verliert an Vitamingehalt

Nichts ist einfacher als das Kochen von Kartoffeln: ohne jede Vorbereitung werden sie ungeschält gekocht. Die landwirtschaftliche Nahrungsmittelindustrie hat sich dieses Gemüses wie auch vieler anderer bemächtigt: Fabriken zur Herstellung von Püreepulver, Chips und tiefgekühlten

Nährwert der Kartoffel (je nach Verarbeitung)
(bei gleichbleibendem Kaloriengehalt)

Kalorien	100	100	100	100
Gewicht (in g)	139	145	27	17,50
Wasser %	75,1	52,9	5,2	1,8
Proteine	2,7	1,6	1,95	0,96
Kohlenhydrate	22,6	15,3	23,0	8,8
Fett	0,14	3,8	0,18	7,0
Eisen (mg)	0,76	0,8	0,49	0,35
Vitamin B_1 (mg)	0,11	0,06	0,06	0,035
Vitamin B_2 (mg)	0,05	0,01	0,018	0,008
Vitamin B_3 (mg)	1,86	1,16	1,46	0,87
Vitamin C (mg)	21	9	8,5	2,6

Pommes frites wurden errichtet. Es handelt sich immer noch um Kartoffeln. Aber unterzieht man das Produkt einer Analyse, so werden wir feststellen, daß die Zusammensetzung des Püreepulvers, mehr noch die der Chips, nicht mehr viel Gemeinsames mit der zu Hause zubereiteten Kartoffel hat.
Verglichen mit gekochten Kartoffeln, enthalten Chips, bei gleichem Kaloriengehalt:
- fünfzigmal mehr Fett
- dreimal weniger Eiweiß
- zweimal weniger Eisen
- dreimal weniger Vitamin B_1
- sechsmal weniger Vitamin B_2
- achtmal weniger Vitamin C.

Das Tiefkühlen wird meist als ideale Konservierungsmethode angesehen, da der Geschmack und der Nährwert des Produktes kaum verändert werden. Tatsache ist aber, daß die Lebensmittel sich auch bei sehr tiefen Temperaturen verändern; der Geschmack ist nach mehreren Monaten stark vermindert. Ein tiefgekühltes Produkt muß gleich nach dem Auftauen verwendet werden, da es viel rascher verdirbt als ein frisches.
Der Vitamin-C-Gehalt wird durch das Tiefkühlen stark vermindert, wie auf der folgenden Tabelle ablesbar ist.

Vitamin-C-Verlust bei tiefgekühltem Gemüse

	Verlust in % nach dem Einfrieren	Verlust in % nach 6 Monaten
Erbsen	−44%	−89%
Grüne Bohnen	−42%	−86%
Gurken	−38%	−82%
Tomaten	−15%	−47%

3. Mehr als tausend chemische Zusätze in unseren Nahrungsmitteln

Mehr als tausend verschiedene Chemikalien werden unseren Nahrungsmitteln zugesetzt. Dazu kommen die Rückstände und Abbauprodukte von etwa dreihundert in Frankreich amtlich zugelassenen Pestiziden (in Österreich: 227 zugelassene Pestizidwirkstoffe, lt. Höchstwerteverordnung).

Fast jeder dieser Zusätze scheint, allein gesehen, ungiftig zu sein: Chemikalien werden als ungiftig eingestuft, bis zu dem Zeitpunkt, wo sich das Gegenteil herausstellt; das kann nach zehn Jahre langer Verwendung der Fall sein. Auch das Gelb der Butter wurde jahrelang häufig zur Färbung der Margarine verwendet, so lange, bis schließlich die krebserregende Wirkung erwiesen war. Der gesetzlich genehmigte und bis heute oft benützte Farbstoff Naphtholrot soll ebenfalls krebserregend sein (Stempelfarbe für Lebensmittel).

Unbekannt sind noch die Folgen des Zusammenwirkens der Zusätze oder mit den anderen Schadstoffen in den Nahrungsmitteln, in der Luft, die wir einatmen, und im Wasser, das wir trinken, z. B. Emulgatoren und Stabilisatoren, die als Hilfsstoffe zur Herstellung von Emulsionen verwendet werden (Mono- und Diglyceride, Traganth, Pektinsäure, Alginsäure).

Zwei Kategorien von Emulgatoren, die Tweens[1] und Spans,[1] fördern die Absorption giftiger und krebserregender Substanzen: die Tweens z. B. ermöglichen das Eindringen von Benzpyren in die Magenwand, wie Versuche an Katzen und Mäusen ergeben haben. Tween 60[1] wird zur Schokoladeerzeugung verwendet; wird das Fell einer Maus damit bestrichen, so kann Tween 60 krebserregend wirken. Nach Lederer »fördern die Emulgatoren die Gewebedurchlässigkeit, sie erleichtern also den verschiedenen Substanzen das Eindringen in das Gewebe und damit deren krebserregende Wirkung«.

[1] Span: Benetzungs- und Konservierungsmittel der Sorbitreihe. Tween: Emulgatoren, pharmazeutische Hilfsstoffe. T 60 = Sorbimacrogoli stearas.

3. Kapitel
Eßgewohnheiten wider den gesunden Menschenverstand

1. Unsere Eßgewohnheiten haben sich innerhalb eines Jahrhunderts radikal geändert

Früher waren Getreide und Hülsenfrüchte die entscheidende Grundlage unserer Ernährung, heute werden praktisch nur mehr Weizen und Reis verwendet. Der Brotverbrauch ist auf ein Viertel des Verbrauchs vor hundert Jahren geschrumpft. Der Fleischkonsum hingegen ist um das 4,5fache, der Zuckerverbrauch sogar um das 15fache gestiegen. Ebenso hat der Verbrauch von Früchten, Milchprodukten und Eiern stark zugenommen. Im gleichen Zeitraum wurde das vollwertige Getreide durch raffiniertes ersetzt; Konserven und andere Erzeugnisse der Nahrungsmittelindustrie nehmen einen immer größeren Platz in unserer Ernährung ein.
Man kann diese Entwicklung in allen Industrieländern beobachten, wobei die verschiedenen Abstufungen ungefähr dem jeweiligen Stand der Industrialisierung entsprechen. Auf diesem Gebiet liegen die Vereinigten Staaten von Amerika an der Spitze. Es ist interessant, deren momentane Situation genauer zu untersuchen, da sie in zehn oder fünfzehn Jahren auch unsere sein wird, wenn bis dahin nicht eine Umkehr erfolgt. In den USA ist der Gemüsekonsum in der Zeit von 1925 bis 1971 kaum gestiegen: von 250 kg pro Person/Jahr in den Jahren 1925–1929 bis 275 kg im Jahre 1971.
Während 1925 nur 15% des Gemüses aus Konserven konsumiert wurde, veränderte sich dieses Verhältnis im Laufe der Jahre und betrug 1971 schon 55%: Die Ursache dieser drastischen Veränderung der Eßgewohnheiten sind vielschichtig:

- Früher war Fleisch ein teures und selten verzehrtes Nahrungsmittel –

Entwicklung der Ernährungsgewohnheiten der Franzosen seit 1840
(Verbrauch der wichtigsten Nahrungsmittelgruppen)

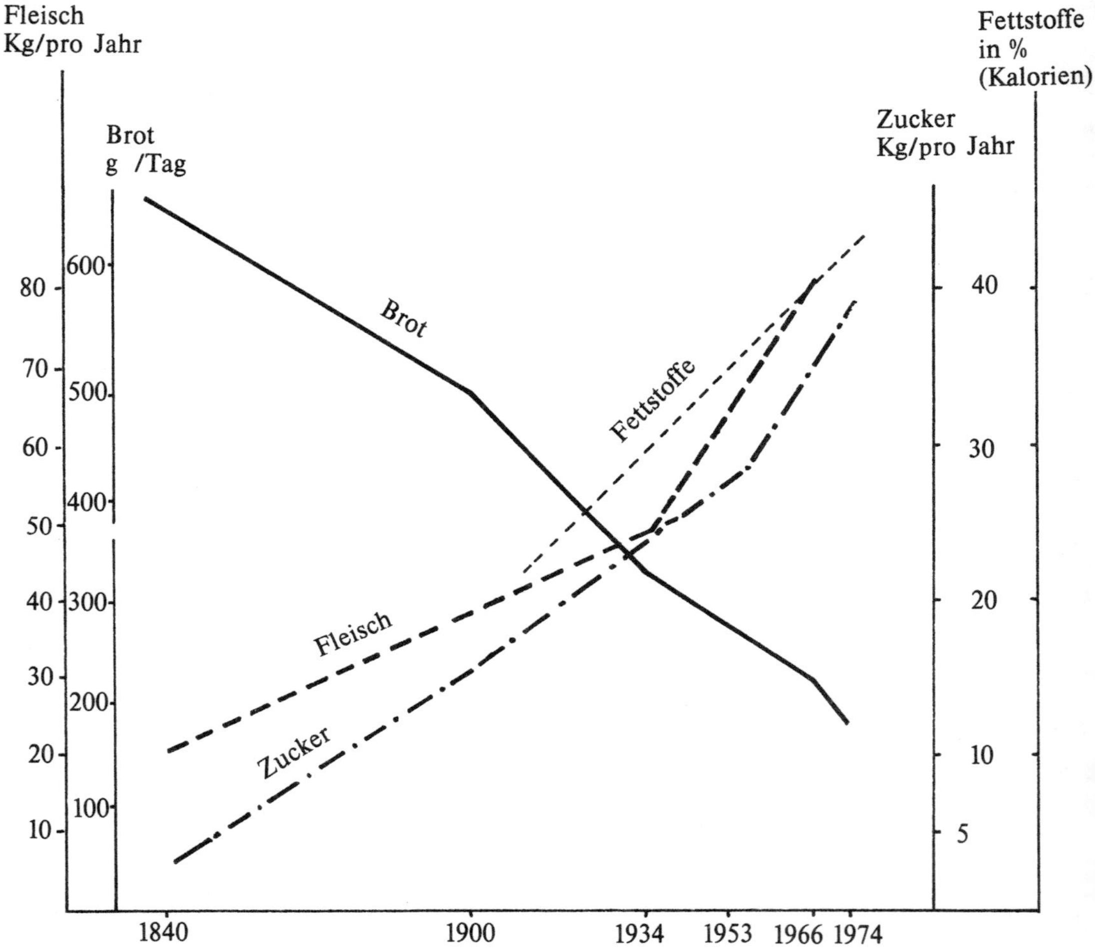

nur für Reiche oder für besondere Anlässe bestimmt. Auf Grund des gesteigerten Lebensstandards kann sich heute jeder Fleisch leisten.

- Die Industrialisierung in der Landwirtschaft hat durch die Senkung des Selbstkostenpreises zur »Demokratisierung« zahlreicher Nahrungsmittel beigetragen. Dies war der Fall bei Eiern, Geflügel und einem Großteil von Früchten und Gemüse.
- Nahrungsmittel wie Fleisch, Käse und Süßspeisen bieten einen größeren Gaumenkitzel als Vollkorn und Hülsenfrüchte.
- Getreide eignet sich schlecht für die industrielle Herstellung von Fertig-

gerichten: während tiefgekühlte Erbsen – selbst eingemachte – recht gut schmecken können, ein Couscous[1] aus der Dose kann sich wirklich nicht mit einem selbstgekochten vergleichen.

- Aus Zeitmangel greift man immer mehr nach schnell zuzubereitenden Nahrungsmitteln.
- Schließlich nützt die landwirtschaftliche Nahrungsmittelindustrie, bedacht darauf, den größten Gewinn zu scheffeln, alle Werbemittel aus, um den Konsumenten zu überreden, daß er ihre Produkte ißt.

Diese Entwicklung, symptomatisch für unsere Industriegesellschaft, ist von Profitgier, von überheblicher Leichtfertigkeit und von der so bequemen Verweigerung jeglicher Anstrengung geprägt. Denn ein Essen zubereiten, statt sich vor dem Fernsehapparat bequem hinzulümmeln oder unsere Gefräßigkeit zu zügeln, um die Gesundheit zu schützen, verlangt von uns schon eine gewisse Anstrengung.

Die moderne Ernährungsweise entlarvt unseren Egoismus, weil sie zu solch einer Boden- und Energieverschwendung führt, daß sie nie allen Menschen zugute kommen könnte. Unsere Ernährungsweise hat, wie wir noch sehen werden, katastrophale Auswirkungen auf unsere Gesundheit; gleichzeitig ist sie auch eine Verhöhnung der unübersehbaren Masse von Unterernährten. Worin bestehen unsere Ernährungssünden, die wir wider den gesunden Menschenverstand begehen? Die »Diätiker« haben sich zwar noch längst nicht über die ideale Diät geeinigt, aber die Hauptfehler der modernen Ernährung sind so offensichtlich, daß sie wohl niemand mehr ernstlich leugnen kann.

2. Unsere Ernährung, übersättigt an Fetten, Zucker und tierischen Proteinen

Der Begriff »zu viel« drängt sich immer wieder auf. Die Menschen essen zu viel, was nun schon von allen zugegeben wird. Das ist übrigens das Charakteristikum einer dekadenten Zivilisation, wo sich eine Minorität vollfrißt, während der Rest hungert. So war es einst in Rom im Vergleich zu den Provinzen des Reiches, und heute betrifft es die ganze Menschheit. Hippokrates beschrieb bereits, was auch auf unsere Gesellschaft im Überfluß zutrifft: »Unmäßiges Essen ist die Ursache aller Krankheiten.« Ein

[1] Couscous – nordafr. Spezialität aus Hirse, Bohnen und Fleisch.

anderer Arzt der Antike drückte denselben Gedanken aus, indem er schrieb: »Volle Schüsseln töten mehr als Kriege.« Bei Experimenten mit Ratten, die Nahrung nach Belieben hatten, wurde nachgewiesen, daß einfach durch eine Verringerung der täglichen Ration die Lebenserwartung um 40% gestiegen war.
Schauen wir uns einmal die ärgsten Exzesse an.[1]

Zu viel Fett

42–44% der vom Durchschnittsfranzosen aufgenommenen Kalorien stammen von Fetten (davon wiederum 70% tierische Fette). 1929 waren es nur 22%. 40% der vom Durchschnittsdeutschen aufgenommenen Energie stammen aus Fetten, davon sind 69% tierischen Ursprungs.
Die traditionelle Bauernkost enthielt bis zum 19. Jahrhundert weltweit – mit Ausnahme der kalten Länder – nicht mehr als 10–20% Fett.
Übersteigerte Fettzufuhr hat schwerwiegende Folgen: Sie ist eine der Hauptursachen der Fettleibigkeit. Tatsächlich bilden Fette infolge ihres hohen Brennwertes von 36 Kilojoule für 1 g das konzentrierteste Energielager; sie liefern bedeutend mehr Energie als Kohlenhydrate und Eiweiß (16 kj/g). Die Fettleibigkeit erhöht das Risiko der Herz- und Gefäßerkrankungen, begünstigt Bluthochdruck, Arteriosklerose, Diabetes und Erkrankungen der Leber. Es ist nachgewiesen, daß sich die Lebenserwartung umgekehrt proportional zum Übergewicht verhält.
Amerikanische Forscher haben ebenfalls nachgewiesen, daß eine tatsächliche Wechselbeziehung zwischen dem Fettkonsum und dem Entstehen von Brust- und Dickdarmkrebs besteht. Nach Dr. Wynder steigern die ungesättigten und gesättigten Fettsäuren die Sekretion des Milchdrüsenhormons Prolactin, was zur Bildung eines Tumors in der Brust führen kann. Bei einer Gruppe von Frauen, die im Rahmen einer Untersuchung vierzig Tage lang vegetarisch leben mußten, sank die Prolactinabsonderung um 40–60%. Die gesättigten Fette, die am meisten verzehrt werden, sind erheblich für die Herz- und Gefäßkrankheiten verantwortlich.
Die Einschränkung des Fettkonsums sollte vorrangig bei den gesättigten tierischen Fetten erfolgen.

[1] Der Alkoholgenuß wird nicht besprochen; aber er steht in vielen Staaten Europas zweifellos an der Spitze der zu bekämpfenden Exzesse.

Der Fettgehalt einiger Nahrungsmittel

	Fettgehalt in %		Fettgehalt in %
Fette		*Ölhaltige Früchte*	
Butter	81	Mandeln	54
Tierisches Fett (Durchschnitt)	91	Erdnüsse geröstet	44
		Erdnußbutter	47
Pflanzenöle	99,9	Haselnüsse	60
Margarine (Durchschnitt)	83,5	Walnüsse	62
		Paranüsse	65
Fleisch- und Wurstwaren		Kokosnuß	49
Schinken	30 bis 35	Kakaobohne	27
Schweinskotelett	30	Avocado	23
Lammkotelett	25	Oliven (in Salzlauge)	12
Speck, durchwachsen	65		
Speck, mager	53	*Verschiedene*	
Blutwurst	41	Chips	37
Schmalzfleisch	57	Schokolade	30 bis 34
Leberpastete	42	Madeleine (Sandplätzchen)	24
Bratwürste	51	Königskuchen	16
		Petit-Beurre (Butterkeks)	10
Käse			
Camembert	20 bis 25		
Emmentaler	32		
Roquefort	33		
Bleu de Bresse	34		
Cantal	30		
Crème Chantilly	33		

Gehalt an gesättigten und ungesättigten Fettsäuren der wichtigsten Fette

	% gesättigte Fettsäuren/ Gesamtfettsäuren	% ungesättigte Fettsäuren/ Gesamtfettsäuren
Fette, reich an ungesättigten Fettsäuren:		
1. Tierische Fette[1]		
Butter	59	7
Rinderfett	48	2
Hammelfett	55	2
Schweinefett	45	5
2. Pflanzenfette		
Kakaobutter	60	2
Kokosfett	92	2
Kopra	91	1
Palmöl	49	11
Huite de Palmiste (Palmkernöl)	81	1
Fette, reich an essentiellen (ungesättigten und hochungesättigten) Fettsäuren (ausschließlich Pflanzenfette)		
Rüböl[2]	3	75
Weizenkeimöl	8	55
Maiskeimöl	15	51
Walnußöl	8	55
Mohnöl	8	62
Leinöl	10	68
Sojaöl	15	59
Sonnenblumenöl	8	57
Fette, arm an gesättigten und an essentiellen Fettsäuren		
Olivenöl[3]	12	8
Mandelöl[3]	25	0

[1] Der schwankende Fettsäuregehalt in tierischen Fetten wird von vielen Faktoren beeinflußt, namentlich von der Fütterung der Tiere.

[2] Rüböl kann derzeit nicht empfohlen werden; selbst arm an Erukasäure, die Unschädlichkeit bleibt gemäß aktuellen Untersuchungen zweifelhaft.

[3] Diese Öle enthalten hauptsächlich Ölsäure (eine einfach ungesättigte Fettsäure gehört nicht zu den essentiellen Fettsäuren.

Zu viel Zucker

22% des täglichen Energiebedarfs eines Durchschnittsdeutschen stammen von löslichen Zuckerarten, hauptsächlich vom Rübenzucker (Saccharose). Dieser wird zum Teil direkt, aber vor allem mit den vielen gesüßten, vom Handel angebotenen Nahrungsmitteln und Getränken absorbiert. Die Gefahren des Zuckers sind unzählig, und wir kennen vielleicht nicht einmal alle:

● Der Ersatz der Kohlenhydrate aus Früchten und Getreide durch raffinierten Industriezucker führt zu einer verringerten Zufuhr von Spurenelementen und Vitaminen, folglich zur Gefahr von Mangelerscheinungen.

Zuckergehalt einiger Nahrungsmittel

Bonbons	55–90%
Schokolade	50–60%
Konfitüre	50–60%
Kekse, Butterkekse »Petits-Beurre«	19–28%
Soda	10–20%

● Der Vitamin-B_1-Bedarf des Organismus wird bei Genuß von einfachen Zuckerarten größer als bei Polysacchariden (also bei Stärkekohlenhydraten = Kohlenhydrate aus Kartoffeln, Brot, Reis . . .).

● Zucker fördert bei Veranlagung Diabetes.

● Zucker ist einer der Hauptschuldigen, daß die Zähne von 97% der Zwölfjährigen von Karies befallen sind.

● Indirekt kann Zuckerkonsum auch Krebs fördern, indem er Mangel an gewissen Schutzstoffen hervorruft (Magnesium, Spurenelemente, Vitamine A und C usw.).

● Schließlich begünstigt ein Zuviel an Zucker Herz- und Gefäßkrankheiten.

Zu viele tierische Proteine

70–75% der in Mitteleuropa konsumierten Proteine sind tierischen Ursprungs. Vor hundert Jahren lag dieses Verhältnis unter 20%. Der durch-

schnittliche Tageskonsum wird in Deutschland mit 0,7–0,9 g/kg Körpergewicht angegeben; das ist zweimal mehr, als der Körper braucht. Fleisch, besonders Innereien (Nieren, Leber, Hirn), enthalten Purine, die im Organismus in Harnsäure umgewandelt werden. Zu viel Harnsäure kann Gicht und Oxalatsteine – bei latenter Disposition zur Bildung vermehrter Harnsäure – auslösen.
Eine Wechselwirkung zwischen Dickdarmkrebs und Fleischkonsum konnte durch mehrere Forschungsarbeiten belegt werden; es ist jedoch schwierig, zu sagen, ob nun das Übermaß an Fleisch oder zu viel Fett – wobei das eine eng mit dem anderen verbunden ist – verantwortlich dafür gemacht werden kann. Abgesehen von Gefahren für die Gesundheit, ist der übersteigerte Fleischkonsum in jeder Hinsicht eine durch nichts zu rechtfertigende Verschwendung.

Zu viel »aus der Konserve« und zu viele raffinierte Nahrungsmittel

Die meisten Produkte der Nahrungsmittelindustrie sind weit von der Natur entfernt. Sie werden so sehr »veredelt«, daß sie am Ende einen Teil der Vitamine – und oft auch ihre Mineralstoffe – verloren haben; dann werden sie wieder mit Zusätzen angereichert, deren Unschädlichkeit nicht erwiesen ist. Es ist ratsam, so wenig wie möglich von diesen Lebensmitteln zu verwenden.
Raffinierte Nahrungsmittel können sehr leicht durch vollwertige, die noch dazu besser schmecken, ersetzt werden; und Konservenkost läßt sich ganz einfach dadurch reduzieren, indem man mehr auf das Obst und Gemüse der Jahreszeit zurückgreift.

Zu viel »leere Kalorien«[1]

Einer der Hauptfehler unserer Ernährung ist zweifellos der riesige und ständig steigende Anteil an »leeren Kalorien«, d.h. die Nahrungsmittel lie-

[1] Der Begriff »leere Kalorien« wird von den Gelehrten kritisiert. Sie weisen darauf hin, daß eine Kalorie die Maßeinheit für den Energieumsatz des Körpers sei, daher weder »leer« noch »voll« sein könne. Um ganz genau zu sein, müßte man von »Nahrungsmitteln« sprechen, die Kalorien ohne jene Schutzstoffe liefern, die sie normalerweise begleiten sollten, eine Umschreibung, für die wir zur Vereinfachung den Begriff »leere Kalorien«, dessen Sinn jeder versteht, verwenden möchten.

fern zwar Kalorien, aber wenige oder überhaupt keine Schutzstoffe. Zucker (restlos »leer«), Fette (fast »leer«, bis auf die Öle, welche essentielle Fettsäuren enthalten) und raffiniertes Getreide (halb-»leer«) sind die drei Hauptkategorien. Diese bilden nahezu 80% der aufgenommenen Kalorien; mit anderen Worten, 80% unserer Kalorienzufuhr werden von Nahrungsmitteln geliefert, die überhaupt keine oder nur sehr wenig Schutzstoffe (Vitamine, Mineralsalze) enthalten.

Wir handeln wie ein Autofahrer, der zwar Benzin in den Tank füllt, aber das Motoröl vergißt und es unterläßt, die abgenützten Teile auszutauschen. Aber so etwas geschieht ja gar nicht, denn wir kümmern uns um unser Auto weit mehr als um unseren eigenen Körper, obwohl wir ihn, wenn er einmal verbraucht ist, nicht mehr austauschen können. Ein unverständliches Verhalten!

3. Vollwertiges Getreide und Hülsenfrüchte nicht mehr gefragt

Getreide (nicht raffiniert) und Hülsenfrüchte bildeten bis zum Beginn des Industriezeitalters in allen Ländern der Erde die Ernährungsgrundlage des Menschen: diese beiden Nahrungsmittelgruppen lieferten 60–90% der Kalorien. Wir werden noch auf den außerordentlichen Nährwert des Getreides und der Hülsenfrüchte zurückkommen. Beide enthalten praktisch alle für den Organismus lebensnotwendigen Wirkstoffe; außerdem sind sie preiswert und leicht zu konservieren. Mit der Verdrängung dieser hervorragenden Nahrungsmittel durch raffinierte Industrieprodukte, durch Pseudo-Nahrungsmittel (Zucker, Fette, raffinierte Getreide) – und durch das Fleisch wurde ein Kapitalfehler begangen, der am Anfang unzähliger Erkrankungen steht. Die Völker, deren Ernährung auf Getreidebasis aufbaut, haben seit jeher eine niedrigere Sterblichkeitsrate von Herz- und Gefäßkrankheiten.

Getreide und Hülsenfrüchte liefern Zellulose, die unersätzlich für die normale Verdauung ist: sie sind reich an Vitaminen, Mineralsalzen und besonders an Magnesium.

4. Schädliche Kochgewohnheiten

Unsere Küche schafft es oft, den ohnehin bescheidenen Nährwert unserer Mahlzeiten auch noch zu schmälern. Hier sind einige der charakteristischen Fehler:

1. Mißbrauch der Friteuse
Durch Fritieren wird die von der modernen Landwirtschaft produzierte geschmacklose Kartoffel schmackhaft gemacht. Vom Standpunkt der Diätetik weist es aber zahlreiche Nachteile auf:

- Die ungesättigten Fettsäuren sättigen sich unter der Hitzeeinwirkung.
- Beim Erhitzen des Öls auf zu hohe Temperaturen entsteht der Giftstoff Akrolein.
- Die Lebensmittel nehmen beim Fritieren viel mehr Fett auf als bei jeder anderen Kochart.

Es geht nicht darum, die Friteusen abzuschaffen, sondern vielmehr, sie nur gelegentlich zu verwenden.

2. Mißbrauch von Fett bei der Speisenzubereitung, insbesondere bei Saucen und Patisserien (Backen). Teigwaren, Gemüse und Fisch schwimmen oft in Öl oder in Butter. In gewisses Backwerk wird mehr Fett als Mehl gegeben. Man ißt praktisch nichts mehr, das nicht reichlich mit Fett getränkt oder damit übergossen wird.

3. Kochen von Gemüse in viel Wasser
Diese Art der Zubereitung zerstört den Großteil der Vitamine und laugt bis zu 50% der Mineralsalze aus. Wird das Wasser für eine Suppe verwendet, sind zwar die Mineralsalze nicht verloren, aber die Vitamine bleiben zerstört. Das Kochen mit viel Wasser ist außerdem ein gastronomischer Nonsens, weil es dem Gemüse den Geschmack nimmt. Dünsten, Dämpfen, das Backrohr und der Grill sollten als Kocharten vorgezogen werden.

4. Das Zerkochen der Speisen
Die Zerstörung der Vitamine verhält sich proportional zur Kochzeit. Verkürzt man die Kochzeit von Getreide und Gemüse, sind diese kerniger und schmackhafter, wobei die Vitamine größtenteils erhalten bleiben.

5. Mißbrauch von Zucker in den Backwaren
Fast alle Nachspeisenrezepte schreiben viel zu große Mengen Zucker vor. Zum Schaden der Gesundheit, aber auch zum Schaden des Geschmacks: der Zuckergeschmack überdeckt den Eigengeschmack der anderen Zutaten.

6. Mißbrauch mit Kühlschrank und Tiefkühltruhe
Selbst gekühlt oder tiefgefroren verliert Gemüse nach und nach Vitamine und Geschmack.

4. Kapitel
Schwerwiegende Folgen unserer Ernährungsweise

Ernähren wir uns wirklich so unklug? Es gibt genug Ärzte und Diätiker, die – als Gegenbeweis – auf die in den letzten Jahren gestiegene Lebenserwartung hinweisen. Woran kann die Wirksamkeit einer Diät (Ernährungsweise) beurteilt werden? Befrage ganz einfach diejenigen, die sie angewendet haben. So einfach ist das? Nein, in Wirklichkeit gibt es nichts Komplizierteres. Das Kriterium jeder Ernährungsweise ist die Lebenserwartung. »Langes Leben« ist also offensichtlich gleichbedeutend mit »Gesundheit«. Bei einer Bevölkerung mit relativ gleichbleibenden Lebensgewohnheiten stimmt diese Behauptung. Aber für unsere Gesellschaft, wo sich die Lebens- und Ernährungsgewohnheiten seit einem Jahrzehnt ständig ändern, kann diese Behauptung nicht zutreffen.

Ein wesentlicher Umstand darf nämlich nicht übersehen werden: die Zeit. Der menschliche Organismus verfügt über eine außerordentlich ausgebildete Anpassungsfähigkeit, die es ihm ermöglicht, eine Zeitlang den Einflüssen von außen, z. B. den Schadstoffen, Ernährungsfehlern oder Mangelerscheinungen, standzuhalten. Eine »Zeitlang« kann bedeuten: einige Monate, einige Jahre, einige Generationen. Bei Tierversuchen kam man zu dem Ergebnis, daß die Folgen minimaler Ernährungsfehler oder auch eine geringe Dosierung von Schadstoffen erst in der zweiten, dritten oder vierten Generation auftreten.

Nun hat die Medizin bedeutende Fortschritte gemacht, die es ermöglichen, gewisse Schwächen des Organismus zu beheben. Eben darum ist auch die Zeit ein wichtiger Faktor: Ernährungsweisen und Lebensgewohnheiten sind dann gut, wenn alle, die seit Generationen danach lebten, gesund geblieben sind. Die Tatsache, daß eine Diät nach fünf, zehn oder mehr Jahren keine offensichtlichen Schäden hinterlassen hat, zeigt nur, daß sie kurzfristig nicht schädlich ist; für Krebs ist charakteri-

stisch, daß diese Krankheit erst nach mehrjähriger Zufuhr leicht krebserregender Produkte oder falscher Ernährung zum Ausbruch kommt. Alle Ernährungsweisen, die über Jahrzehnte hin keine Anzeichen von Fruchtbarkeitsverlust oder verminderter Gesundheit hervorrufen, sind also, auf längere Zeit gesehen, unschädlich. Jede Diät soll geprüft werden, bevor wir uns Ernährungsmethoden unterwerfen, die keiner Prüfung standhalten. Dennoch sollten wir flexibel bleiben, denn unsere Ernährungsweise veränderte sich von Jahrzehnt zu Jahrzehnt; wir sollten jedoch jede Änderung mit größter Vorsicht vornehmen.
Die Diätiker haben eine Norm für den Bedarf an Kalorien, Proteinen, Mineralien und Vitaminen aufgestellt; sie berufen sich dabei auf kurzfristig anberaumte Tierversuche. Damit ist nicht gesagt, daß diese Norm wertlos ist; nein, mit ihr können große Fehler vermieden werden; sie genügt aber nicht für die Bestimmung einer gesunden und ausgewogenen Ernährung. Die Zeit als unparteiischer Zeuge beginnt ihr Urteil zu fällen: die Lebenserwartung sinkt in einigen Industrieländern, und es ist abzusehen, daß dieser Prozeß weiterhin anhält. Die Zunahme an Krebs- und anderen Degenerationserkrankungen zeigt, daß die Ernährungsfehler, zurückgehend auf die letzten beiden Generationen, sowie andere Schadstoffe und die antiphysiologische Lebensweise bereits die ersten bitteren Früchte tragen. Es gibt uralte Männer rund um uns, die sich von Jugend an mit einfacher, frugaler Kost ernährten; sie führten einen gesunden Lebenswandel. Die folgenden Generationen sind nicht aus demselben Holz geschnitzt. Und die heute Zwanzigjährigen? Sie wurden von Geburt an mit Supermarktkost großgezogen, sie leben umgeben von Beton und der Verschmutzung unserer Großstädte. Wer weiß, was aus ihnen werden wird? Ich bin Pessimist: ich glaube nicht, daß diese Generation älter als fünfzig Jahre wird, wenn sie sich weiterhin so ernährt, wenn sie weiterhin so lebt. Es gibt genug ernstzunehmende und beunruhigende Indizien dafür.

1. Erheblicher Mangel an Vitaminen und Spurenelementen

Der bedeutende Anteil an »leeren Kalorien« in unseren Nahrungsmitteln führt zu immer größeren Mangelerscheinungen an Vitaminen und an Mineralien – wie Eisen, Magnesium und Spurenelementen.

Vitaminmangel

Wir essen viel mehr Obst als unsere Vorfahren, also sollten wir nicht an Vitaminmangel leiden. Verschiedene Untersuchungen bewiesen jedoch das Gegenteil: wir nehmen noch immer zu wenig Vitamine zu uns. Zwei neue Studien aus den Vereinigten Staaten und aus Kanada gelangten zu folgendem Ergebnis:
1. In den USA kommt ein Vitamin-A-Defizit bei der jüngeren Generation häufig vor. Eine Untersuchung in Louisiana ergab einen Vitamin-A-Mangel bei 45% der Kinder unter sechs Jahren und bei 40% der Kinder im Alter zwischen sieben und siebzehn Jahren. In Texas leiden 60% der Kinder und Erwachsenen an Vitamin-A-Mangel. Häufig tritt auch ein Mangel an Vitamin C und Vitamin B auf.
2. In Kanada wurde in den Jahren 1971 und 1972 die Ernährungsweise der Gesamtbevölkerung untersucht: Bei den Frauen im Alter von 20 bis 39 Jahren war der Vitamin-A-Gehalt der Ernährung in 45% der Fälle ungenügend, ebenso in 21% der Vitamin C-Gehalt, in 48% der Vitamin-B_1-Gehalt und in 41% der Vitamin-B_2-Gehalt. Bei den anderen Altersstufen differierten die Werte leicht, blieben aber in der gleichen Größenordnung.
3. In Frankreich zeigt ein Vergleich zwischen dem Bedarf an Nahrungsgrundstoffen und der tatsächlichen Zufuhr, daß in vielen Fällen die Zufuhr geringer ist als der Bedarf. In Wirklichkeit sind die Mangelerscheinungen bedenklicher, als dies aus Untersuchungen oder Berechnungen hervorgehen kann.

1. Der Vitaminbedarf wird wahrscheinlich im Hinblick auf die Lebensweise und die Ernährung unterschätzt. Tatsache ist, daß Streß den Vitamin-A-Bedarf erhöht und daß der Vitamin-B_1-Bedarf bei Alkohol- oder Zuckergenuß steigt.
2. Die tatsächliche Zufuhr an Vitaminen ist generell geringer, als angenommen wird:
- Hochgezüchtete, ertragreiche Anbausorten haben oft einen geringeren Vitamingehalt, als auf den Ernährungstabellen angeführt wird.
- Die Methoden der Massenproduktion (Bewässerung, Düngemittel) senken den Vitamingehalt, vor allem an Vitamin A und C.
- Das Pflücken unreifer Früchte ist zur Gewohnheit geworden, bedingt durch die lange Auslieferungsdauer; dadurch kommt es zusätzlich zu einer Verringerung des Vitamingehaltes.

● In der Zeit zwischen dem Pflücken und dem Konsum wird ein großer Vitamin-Anteil zerstört.
● Das Kochen von Gemüse, vor allem zu langes Kochen und das Kochen mit Wasser, führt letztlich zum Verlust eines Großteiles der verbliebenen Vitamine.

Magnesiummangel[1]

Tritt immer häufiger auf. Eine Untersuchung hat ergeben, daß 50% der Franzosen Magnesiummangel aufweisen. Dies ist leicht erklärlich, da in unserer Ernährung alles zu einer Verarmung an Magnesium beiträgt: Mangel im Boden durch falsche Düngung, partieller Magnesiumverlust durch Raffinieren von Getreide und Meersalz, Änderung der Ernährungsgewohnheiten, Kochen von Gemüse in zu viel Wasser. Die Folgen dieses Mangelzustandes sind schwerwiegend, da Magnesium ein Schutzfaktor gegen Krebs, Herz- und Gefäßkrankheiten sowie nervöse Depressionen ist.

Eisenmangel

Ist ebenfalls häufig. In den Vereinigten Staaten tritt er, je nach Altersstufe, bei 20 bis 60% der Bevölkerung – und da vor allem bei Frauen und Kindern – auf. Die Ursachen dafür sind etwa die gleichen wie die beim Magnesiummangel.
Eisen ist für den Aufbau von Hämoglobin im Blut wichtig, es ist notwendig für die Sauerstoffzufuhr der Organe. Eisenmangel führt zu Anämie.

Mangel an Spurenelementen

Sind schwer zu erkennen. Wir kennen den Bedarf des Organismus noch nicht genau. Bemerkenswerte therapeutische Wirksamkeit mit der Hilfe

[1] Auswertungen zur Zufuhr von 316 bzw. 375 mg Magnesium pro Kopf und Tag haben ergeben, daß für weibliche bzw. männliche Personen die Empfehlungen bei beiden Geschlechtern voll abgedeckt werden. Mangelzustände können daher für die Bevölkerung der BRD ausgeschlossen werden.

von Spurenelementen zeigt deren Mangel auf. Am häufigsten mangelt es an Kupfer, Kobalt, Mangan und Jod. Noch eine große Zahl anderer Elemente ist für ein gutes Funktionieren des Organismus notwendig; ihre Aufgaben sind noch nicht genau erforscht.
Hier muß daran erinnert werden, daß der menschliche Organismus neben den Spurenelementen, die von der modernen Diätetik berücksichtigt werden, auch noch Chlor, Silizium, Strontium, Nickel, Zinn, Brom, Arsen, Vanadium, Lithium, Rubidium, Chrom und Selen enthält.

2. Der erbarmungswürdige Gesundheitszustand der Amerikaner

Der Gesundheitszustand der Amerikaner steht im Brennpunkt unseres Interesses, da hier demonstriert wird, wie die Situation in Europa in einigen Jahren sein kann, wenn wir so weitermachen wie bisher. Ziffern und Graphiken zeigen deutlicher als jede Abhandlung den Gesundheitszustand der Bevölkerung in dem verindustrialisiertesten Land der Welt.

Millionen geschädigter Kinder

Der folgenden Tabelle liegen Untersuchungen von gesundheitlichen Schäden zugrunde, die Kinder und Erwachsene in den USA befallen. Jeder Kommentar ist überflüssig: das deutlichste Anzeichen für die Degeneration einer Bevölkerung ist die Tatsache, daß Millionen von Kindern von unheilbaren Schäden befallen sind.

Eine zahnlose Zivilisation

Der Zustand der Zähne gilt als Hinweis auf den Gesundheitszustand. In den USA:

- litten im Jahre 1962 44 Millionen Amerikaner an Zahnfleischentzündungen, und 23 Millionen hatten fortgeschrittene Paradentose;
- leiden mehr als 98% der Bevölkerung an Karies;
- hatten im Jahre 1957 22 Millionen Amerikaner keine Zähne mehr.

Ansteigende Zahl der geschädigten Kinder in den USA

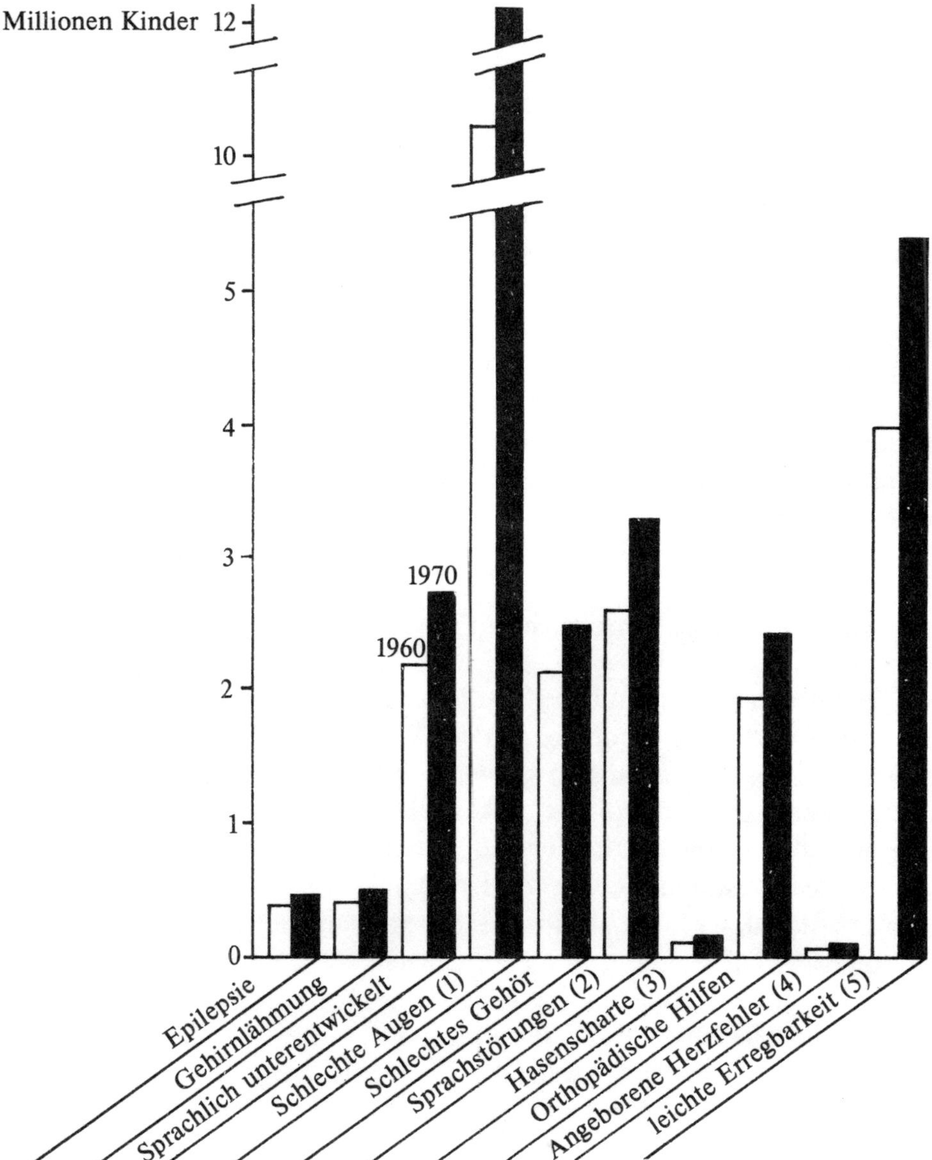

[1] 5–7 Jahre; Sehfehler, die das Eingreifen eines Spezialisten erfordern
[2] 5–20 Jahre
[3] unter 18 Jahren
[4] Anzahl der jährlichen Geburten
[5] 5–7 Jahre

Verschiedene chronische Erkrankungen

- 48% der Gesamtbevölkerung (ausgenommen sind Kinder unter drei Jahren) und 88% der Menschen, älter als 45 Jahre, sind Brillenträger;
- 14 Millionen Amerikaner (7% der Bevölkerung) haben oder hatten Zwölffingerdarmgeschwüre;
- 54% der Todesursachen sind Herz- und Gefäßkrankheiten, davon 33% im Alter zwischen 35 und 44 Jahren;
- 30% der Männer im Alter zwischen 35 und 44 Jahren leiden an Arthritis;
- 49% der Gesamtbevölkerung der Vereinigten Staaten (Kinder mitgerechnet) sind chronisch krank. Die Proportion steigt mit dem Alter, sie erreicht bereits 43% für die Altersstufe zwischen 17 und 27 Jahren.

In den Vereinigten Staaten liegt Krebs nach den Herz- und Gefäßkrankheiten an der zweiten Stelle der Todesursachen; er fordert jährlich ca. 400.000 Tote.

3. Besorgniserregende Anzeichen in Frankreich

Wie geht es den Franzosen? Gut! So geht es aus den Statistiken hervor, da ihre Lebenserwartung zu der besten der Welt zählt. Aber Statistiken täuschen: die Lebenserwartung ist seit einigen Jahren gleichbleibend und beginnt nun bei den Männern abzusinken.[1]

Es gibt viele Anzeichen dafür, daß sich trotz der medizinischen Fortschritte der Gesundheitszustand der Bevölkerung verschlechtert: und diese Entwicklung nimmt zu, wie aus der Statistik zu erkennen ist.

Die folgende Tabelle über die Todesursachen der Altersstufen zwischen 25 und 64 Jahren (erstellt in den Jahren 1950 bis 1971) zeigt deutlich, wie eine Gesamtstatistik die Realität verschleiert.

Ein Absinken der Sterblichkeit (alle Todesursachen) ist deutlich in den Jahren 1950 bis 1971 zu erkennen. Untersucht man die Ursachen, so erkennen wir unterschiedliche Werte bei den verschiedenen Erkrankungen. Die Sterblichkeit durch Infektions- oder durch parasitäre Erkrankungen

[1] Geburtenziffern gehen zurück – daher sinkt auch die Lebenserwartung, d. h. der Bevölkerungszuwachs stagniert bzw. geht zurück. Die im Buch beschriebene Situation trifft für 1965–1986 kurzfristig zu. (Auskunft der Österr. Arbeitsgemeinschaft für Volksgesundheit.) (Anm. d. dt. Bearb.)

Wichtigste krankheitsbedingte Todesursachen für die Altersstufe von 25 bis 64 Jahren – nach Geschlecht und prozentuell nach Ansteigen und Rückgang zwischen 1950 und 1971 aufgestellt

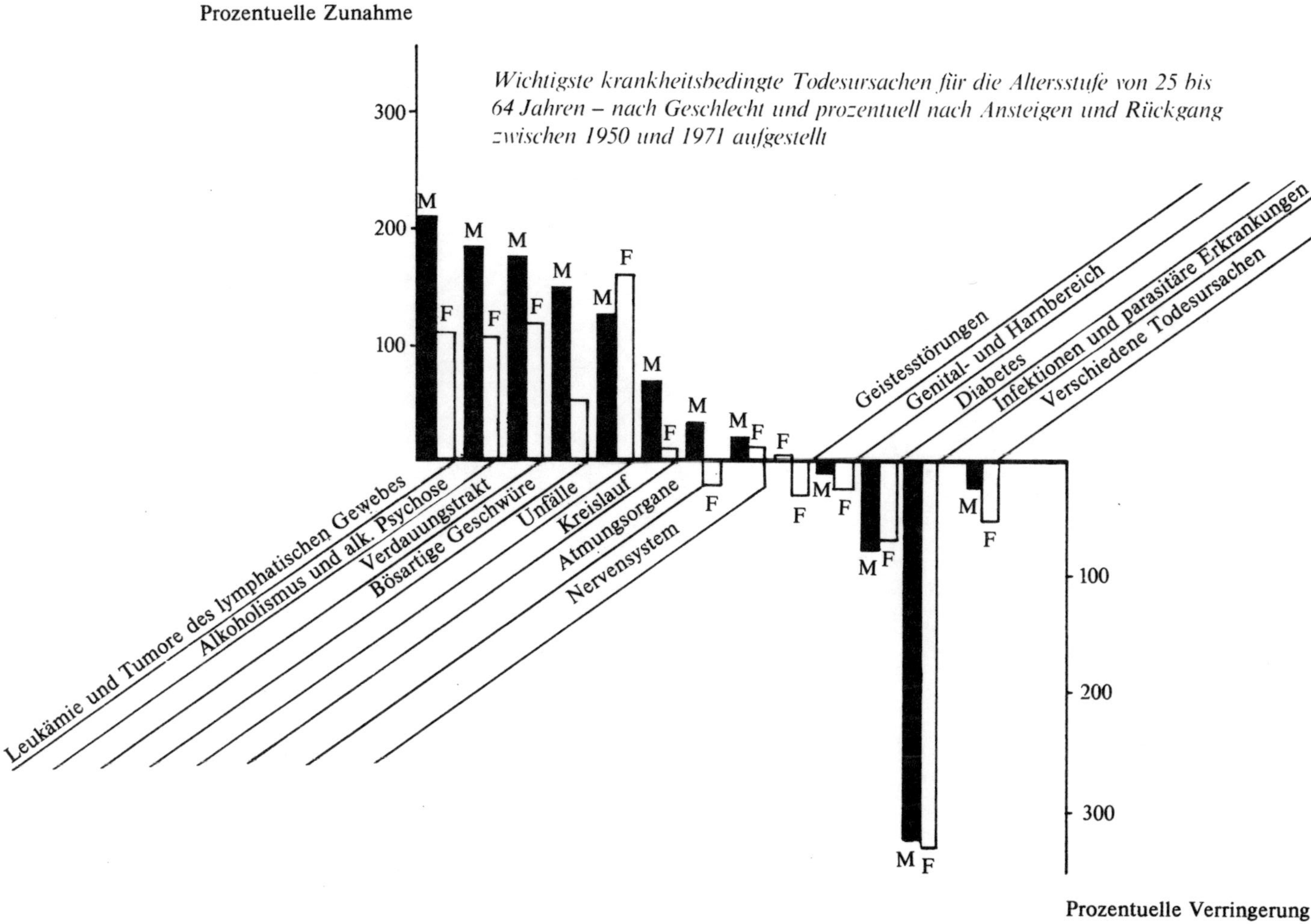

war früher dreimal so hoch wie heute, während sie bei der Mehrzahl der anderen Krankheiten zugenommen hat: bei Leukämie, Krebs und Erkrankungen des Verdauungstraktes hat sie sich verdoppelt, bei Kreislaufstörungen (bei Männern) ist sie um 50% angestiegen.
Diese Zahlen betreffen die Sterblichkeitsquote der Altersstufe zwischen 25 und 64 Jahren, nicht die Gesamtbevölkerung. Vergleicht man Krebs, Kreislaufstörungen oder Erkrankungen des Verdauungstraktes als Todesursachen anteilsmäßig miteinander, so stellt man fest, daß

- die Zunahme der Sterblichkeit bei Krebs und Erkrankungen des Verdauungssystems (in den Jahren 1950 bis 1971) bedeutender ist für die Altersstufe zwischen 25 und 64 Jahren als vergleichsweise für die Gesamtbevölkerung,
- die Sterblichkeit durch Kreislauferkrankungen bei derselben Altersstufe stark angestiegen ist, während sie bei der Gesamtbevölkerung zurückging.

Zusammenfassend muß festgestellt werden: wir sterben immer früher an den Folgen der erwähnten Krankheiten.

Krebs, Herz- und Gefäßkrankheiten als Todesursachen

Die Krebserkrankungen und die Erkrankungen des Kreislaufsystems stehen am direktesten mit der Ernährung in Verbindung. Sie allein sind die Todesursachen bei 50% der Erwachsenen zwischen 25 und 64 Jahren. In den letzten zwanzig Jahren hat sich bei den Erwachsenen Krebs als Todesursache mehr als verdoppelt: dies ist die auffallendste und beunruhigendste Beobachtung. Diese nüchterne Statistik zeigt das, was jeder von uns in seiner unmittelbaren Umgebung beobachten kann: wer von uns hat nicht einen Elternteil oder einen Freund in den besten Jahren verloren, Todesursache: Krebs. Mit 80 Jahren an Krebs zu sterben, ist sozusagen »annehmbar«; aber im Alter von 30, 40 oder 50 Jahren – nein!
Die Medizin hat seit zwanzig Jahren keine bedeutenden Fortschritte im Kampf gegen den Krebs gemacht. Der einzige wirkliche Erfolg ist die Vorsorgeuntersuchung. So lang die Forschung ihre jetzige Orientierung beibehält, können auch keine großen Erfolge erwartet werden. Es wird großer Aufwand bei der Lösung des falschen Problems getrieben: Wie können die Krebszellen vernichtet werden? Hier begehen die medizinische und die landwirtschaftliche Forschung denselben Fehler: sie bekämpfen mit »Waffengewalt« den Feind (sei es jetzt eine Krebszelle, eine Mikrobe, ein

Insekt, ein Virus usw.), statt sich die Frage zu stellen, warum der von einem »Feind« befallene gesunde Organismus plötzlich unfähig wird, sich zu wehren, obwohl er normalerweise dazu fähig wäre. Es ist von großem Nutzen, über Mittel zur Vernichtung von Krebszellen zu verfügen – dadurch kann das Leben verlängert werden –, aber die Lösung des Krebsproblems liegt anderswo:

1. es müssen die Krankheitsursachen erkannt und vermieden werden – dazu gehören Ernährungsfehler;
2. es muß klinisch genauestens untersucht werden;
3. es müssen, bei Krebsdiagnose, die natürlichen Abwehrkräfte des Organismus gestärkt werden, vor allem durch ausgewogene Ernährung.

Die medizinische Statistik weist auf den – manchmal recht hohen – Prozentsatz der Heilung durch Anwendung klassischer Mittel hin. Dazu sei gesagt, daß als geheilt jeder gilt, der innerhalb von fünf Jahren keinen Rückfall erlitten hat: das ist – zumindest – ein Sprachmißbrauch, denn solange nicht die Ursachen der Krebserkrankungen – sei es nun durch Ernährung oder durch andere Fehler – bekannt sind, werden die Betroffenen früher oder später wieder erkranken.

Sehen wir uns doch unsere Zeitgenossen an, dann wissen wir, wie schlecht es um unseren Gesundheitszustand bestellt ist: wer von uns klagt nicht über Rücken- oder Magenschmerzen, wer leidet nicht an Verstopfung, wer ist nicht so müde, daß er auf Kaffee oder Medikamente verzichten kann und dennoch munter bleibt . . .?

Die gesamte Bevölkerung ist von Karies befallen. Nach einer im Jahre 1975 in Straßburg durchgeführten Untersuchung haben 48,7% der Dreijährigen bereits Karies der Milchzähne. Bei den Fünfjährigen steigt der Prozentsatz auf 74,1%. Aus früheren Arbeiten geht hervor, daß die Zähne der Zwölfjährigen zu 97% von Karies befallen sind.

Die Unfruchtbarkeit ist in zunehmendem Maße bei Männern und Frauen feststellbar. In Frankreich ist jedes siebente Paar unfruchtbar. Dazu Dr. Albert Netter:[1] »In den USA ist die Durchschnittszahl der Spermatozoen pro Milliliter von 107 Millionen im Jahre 1951 (MacLeod und Gold) auf 48 Millionen im Jahre 1974 (Nelson und Bunge) abgesunken. Im selben Zeitraum ist der Prozentsatz der Männer, die 60 Millionen Spermatozoen pro Milliliter produzieren, von 29% auf 71% gestiegen. In Frankreich ist die Durchschnittszahl pro Milliliter 42,6 Millionen (M. Jondot und

[1] Chef der Endokrin-Gynäkologie im Spital Necker, Paris.

D. Millet) – eine gegenüber früheren Werten sehr geringe Zahl. Unter der männlichen Bevölkerung (25 Millionen) Frankreichs sind 1,750.000 (7%) steril oder werden es im heiratsfähigen Alter sein.«

Es wird allgemein angenommen, daß dieses außerordentliche Absinken der Spermatozoen-Anzahl auf den Streß der heutigen Zeit zurückgeht . . . und auf das Tragen von Jeans. Jeans sind deshalb von Nachteil, weil sie zu einem Wärmestau beitragen.

Diese beiden Ursachen sind sicher zutreffend, aber es ist von uns vielleicht eine analoge Folgerung erlaubt, die bei der Tierzucht beobachtet wird: bei den Tieren sind ohne Zweifel die Gesundheit, die Fruchtbarkeit und der Ernährungsmodus voneinander abhängig. Kurz gesagt: es wäre erstaunlich, wenn das Absinken der männlichen Fruchtbarkeit – wie das Ansteigen der Todesursachen – nicht in direkter Verbindung mit der Ernährungsweise stehen würde.

Stillen immer weniger Frauen ihre Babys? Die Ärzte haben nun endlich erkannt, daß Muttermilch durch nichts ersetzt werden kann und nach einer Untersuchung festgestellt, daß seit zwölf Jahren die Zahl der ihre Babys stillenden Frauen zunimmt. Allerdings dauert die Stillzeit fast nie länger als zwei oder drei Monate, und da wird meist schon zugefüttert. Und dabei würden die Frauen gerne länger und »voll« stillen, aber sie haben meist nicht genug Milch oder ihr Nährwert ist nicht ausreichend. Früher haben sie ihre Kinder ein bis zwei Jahre, oft noch länger voll gestillt. Wie viele Frauen sind dazu heute noch imstande?[1] Es gibt nur noch einige wenige.

Ist das nicht seltsam: wir wissen genau, was wir tun müssen, damit eine Kuh 5000 oder 6000 Liter Milch pro Jahr gibt (oder eine Ziege 800 bis 1000 Liter pro Jahr). Aber unsere Frauen sind unfähig, die paar hundert Liter Milch zu »produzieren«, die ein Kind bis zum Alter von eineinhalb oder zwei Jahren benötigt. (Es ist mir egal, ob die Feministinnen diesen Vergleich akzeptieren!)

Lassen wir den »Auslese-Aspekt« beiseite, der Rekordproduktionen in der Aufzucht ermöglicht. Jedes wilde Tier, jedes Haustier produziert, solange es richtig ernährt wird, genug Milch, um seine Jungen zu ernähren. Genauso war es bei den Frauen bis zur Industrialisierung, und es ist auch noch so in den sogenannten »unterentwickelten« Ländern: die Frauen

[1] Meine Frau hat unsere Tochter Anna acht Monate lang voll gestillt und zwei Jahre lang gestillt und zugefüttert.

stillen ohne jede Schwierigkeit ihre Kinder bis zum vollendeten ersten oder zweiten Lebensjahr – wenn sie selbst nicht unterernährt sind. Warum haben »unsere« Frauen so wenig Milch? Sie ernähren sich ganz einfach schlecht. Den stillenden Müttern gibt man in den klassischen Nachschlagewerken folgende Ernährungsvorschläge: vor allem Milch trinken, mehr essen: Käse, Gemüse und Obst. Eigenartigerweise wird ein Grundnahrungsmittel für die Milchbildung vergessen, und zwar gerade das wichtigste: das Getreide.

Alle Frauen, die diesbezügliche Erfahrungen gemacht haben, können bezeugen, daß eine Ernährung auf der Basis von vollwertigem Getreide zur Bildung von genügend Milch mit gutem Nährwert führt, unter der Bedingung, daß die Kost ausgewogen ist.

Und noch ein beunruhigender Faktor unserer Zeit: die Zahl der Kaiserschnittgeburten steigt an. Beim Gynäkologen-Kongreß in Marseille 1979 wurden folgende Zahlen genannt:

- In den Jahren 1933–1941: 1,5 Kaiserschnitte auf 100 Geburten.
- 1949–1952: 11, 1978 schon 13 auf 100.

In einigen Gegenden sind heute 20 bis 30% der Geburten Kaiserschnittgeburten.

2. Teil

DIE WEGE ZU EINER GESUNDEN ERNÄHRUNG

5. Kapitel
Die Landwirtschaft im Dienste unserer Gesundheit

1. Konventionelle oder biologische Landwirtschaft?

Das ganze Übel der modernen Landwirtschaft geht darauf zurück, daß sie sich der Verindustrialisierung unterworfen hat: soviel als möglich an »standardisierten« Nahrungsmitteln müssen auf den Markt kommen! Die Menge entscheidet, nicht die Qualität. Aus den Nahrungsmitteln sind Waren geworden, die wie Autos oder Kühlschränke erzeugt und vertrieben werden. Organisierter Verkauf ist für Hersteller und Verkäufer gleich angenehm, die Intentionen des Verbrauchers sind nebensächlich. Die Herstellung zielt auf Verkauf und größtmöglichen Gewinn: das ist der Zielpunkt fast aller Aktivitäten der Menschen, und dazu gehört eben auch die Landwirtschaft.

Das wichtigste ist die menschliche Gesundheit. Dafür aber interessiert sich fast niemand.

Die Denkart der Biologen ist anders gerichtet: sie betrachten Pflanzen und Tiere nicht als Objekte oder als einfache Produktionsmittel, sondern als Lebewesen – als das, was sie wirklich sind.

Lebewesen sind Einheiten, deren Organe und Funktionen sich ergänzen. Ein Lebewesen lebt »harmonisch«, solange sich seine Funktionen entsprechend entwickeln: daher führt jede Störung von außen, die auf den Bereich der Gene oder auf die Lebensweise von Tier und Pflanzen Einfluß nimmt, zu einer Qualitäts- und Vitalitätsverminderung. Das soll nicht heißen, daß wir alles der Natur überlassen und uns nur um die Ernte kümmern sollen. Landwirtschaft betreiben heißt: das natürliche Milieu entsprechend verändern, denn nicht jeder Eingriff ist schädlich. Eingriffe gegen die biologischen Gesetze jedoch müssen verworfen werden, ebenso wie chemische Substanzen, die den biologischen Zyklus stören. Die Qualität darf bei der Auswahl nicht allein bestimmend sein, auch die Tieraufzucht ausschließlich nur in Ställen ist nicht akzeptabel.

Der biologische Landbau gibt dem Leben Vorrang, bei voller Berücksichtigung der gesamten biologischen Funktionen der Lebewesen: hier wird das Lebewesen nicht für sich allein isoliert gesehen, sondern eben dort, wo es hingehört: im natürlichen Lebensraum. (Biologischer Landbau bedeutet in erster Linie Verzicht auf Handelsdünger und chemische Pflanzenschutzmaßnahmen. Die Mikroflora und -fauna des Bodens soll erhalten bleiben. Anm. d. Bearb.) A. Voisin, unangefochtener Spezialist auf dem Gebiet der Kräuterkunde, schrieb im Jahre 1960: »Der Boden macht Tier und Mensch. Wir müssen den Boden gesund erhalten, dann bleibt auch das Tier gesund; dasselbe gilt für den Menschen. Die Gesundheit des Bodens ist das Fundament der ›beschützenden‹ Medizin, der Medizin unserer Zukunft.«

Die »konventionelle« Landwirtschaft zielt auf Ertrag, Quantität und Profit, die biologische hingegen stellt die Gesundheit der Menschen in den Mittelpunkt.

Jeder Eingriff – auf welchen Punkt des biologischen Zyklus auch immer – hat Auswirkungen auf das Lebewesen, das ein Teil dieses Zyklus ist; im speziellen auf den Menschen. Der Boden ist lebendig: mit Insektiziden, Unkrautvertilgungsmitteln oder hochdosierten Düngemitteln »mißhandelt«, wird er – wie jedes andere Lebewesen – krank. Pflanzen, die hier gedeihen, werden ebenfalls krank, so wie Tiere, die diese Pflanzen fressen, und schließlich auch der Mensch, der sich mit diesen Pflanzen und Tieren ernährt: dies ist keine Philosopie, sondern eine aufgrund von Experimenten erwiesene Feststellung.

Ärgerlich ist, daß gerade auf »krankem« Boden hoher Ertrag erzielt wird: Pflanzen, die hier wachsen, sind physiologisch aus ihrem natürlichen Gleichgewicht gebracht, werden aber durch unzählige chemische Verfahren künstlich gegen Krankheiten und Parasiten geschützt, die sie normalerweise vernichten würden. Die Degeneration der Pflanzen ist eine der deutlichsten Folgen von Anbau auf »krankem« Boden: die moderne Landwirtschaft kann daher das Saatgut oder die Kartoffelpflanzen nicht mehr selbst liefern, da sie zu schnell degenerieren. Gesunde Bodenverhältnisse – wie sie bei biologischem Landbau gegeben sind –, garantieren der Pflanze unbegrenzte Fortpflanzung. Viele biologische Landwirte stellen ihr Saatgut selbst her: die Pflanzen haben keinerlei Degenerationsanzeichen. Der Degeneration der Bodenverhältnisse entspricht die Krankheit und Degeneration der Pflanzen und des Menschen. Die Tiere der sogenannten konventionellen Tierzucht können nur mit einem ganzen Heer von Pharmakas am Leben erhalten werden: durch Impfung, Antibiotika, Schocktherapie usw.... Tiere der biologischen Aufzucht, die also unter normalen Bedingungen gezüchtet werden, sind gesund und brauchen nur in Ausnahmefällen den Tierarzt. Unsere Gesundheit ist natürlich abhängig von der Gesundheit der Lebewesen, die uns als Nahrung dienen. Die »ökologische« oder »biologische« Landwirtschaft wird oft als überholt verleumdet. Bei oberflächlicher Betrachtung mag das auch den Anschein erwecken, da diese Art der Landwirtschaft die »Macht« der chemischen Produkte unserer Zeit verwirft.

Tatsächlich aber handelt es sich bei der biologischen um wissenschaftliche Landwirtschaft, wissenschaftlicher betrieben als die sogenannte »moderne Landwirtschaft«, wenn man dem Begriff »Wissenschaft« seine wirkliche Bedeutung – die ihr bereits Konfuzius gab – läßt: »Wissen, daß man weiß, was man weiß, das ist die wirkliche Wissenschaft.« Und unsere »stolzen« Wissenschafter geben vor, alles zu wissen, oder zumindest tun sie so, als ob sie alles wüßten. Leider wissen wir von den biologischen Vorgängen noch sehr wenig, und trotzdem greifen wir dauernd in wichtige Lebensprozesse ein, um sie »zu unseren Gunsten« zu verändern.

Der biologische Landwirt bedient sich der neuesten wissenschaftlichen Erkenntnisse, er tut dies aber bescheiden und vorsichtig. Er hütet sich vor Eingriffen, deren Folgen für die Gesundheit ungewiß sind, und erkennt den Wert der Techniken an der Gesundheit der Pflanzen, der Tiere und der Menschen.

Durch tausendjährige Erfahrung haben die Landwirte den regionalen Gegebenheiten entsprechende Techniken entwickelt. So gelang es, Nahrungsmittel zu produzieren, die über Generationen »gesund« bleiben. Die Bevölkerungszunahme und Städteballung brachten geänderte Techniken:

- Der »moderne« Landwirt verwirft überlieferte Erfahrung und vertraut blindlings der Wissenschaft.
- Der biologische Landwirt übernimmt alte Praktiken, perfektioniert und ergänzt sie aber durch moderne Techniken: so vereint er Tradition mit Fortschritt.

Durchtrennen wir die Wurzeln eines Stammes, dann wird er keine Früchte mehr tragen; genauso ist eine »entwurzelte« Landwirtschaft, wie auch immer die quantitativen Erfolge aussehen mögen, zum Scheitern verurteilt.

Wie ergänzt der biologische Landwirt die überlieferten Praktiken mit den modernen wissenschaftlichen Erkenntnissen? Diese Frage dürfte nicht gestellt werden, da sich beide – die überlieferten Praktiken und die modernen wissenschaftlichen Erkenntnisse – ergänzen, nicht einander widersprechen. Wir gehen sogar von der Annahme aus, daß – sobald eine neue wissenschaftliche Entdeckung den Erfahrungen der Vergangenheit »widerspricht« – zuerst die Wissenschaft in Frage gestellt werden muß. In den meisten Fällen stellt sich dann heraus, daß es sich nur scheinbar um einen Widerspruch handelt.

2. Grundregeln des biologischen Landbaus

Für die Landwirtschaft benötigen wir drei »Werkzeuge«: den Boden, die Pflanzen- und die Tierwelt. Ohne diese »lebendigen Werkzeuge« ist jede landwirtschaftliche Produktion undenkbar.
Es wurde versucht, den »natürlichen« Boden durch ein künstliches Milieu, das mit Nährlösungen bewässert wird, zu ersetzen: die Ergebnisse sind überzeugend, was die Quantität betrifft; die Qualität hingegen läßt zu wünschen übrig. Die Anhänger der »industriellen« Ernährungsweise möchten am liebsten auch die Pflanzen- und Tierwelt übergehen: dies scheint jedoch nicht ganz zu gelingen, trotz einiger Erfolge, etwa Eiweiß aus Erdöl zu gewinnen, oder Süßstoff. Wir glauben, mit landwirtschaftlichen Techniken den Boden, die Pflanzen und Tiere behandeln zu müssen.
Die Pflanze holt sich ihre Nahrung aus dem Boden: er muß bearbeitet und fruchtbar gemacht werden, damit er alle für sie lebenswichtigen Substanzen – in ausgewogener Proportion – enthält. Dies gelingt nur bei Erhaltung der Fruchtbarkeit und durch größtmögliche Unterstützung seiner biologischen »Aktivitäten«: der Boden ist lebendig, er kann die Pflanze nur mit Hilfe der Milliarden von lebenden und sich selbständig vermehrenden Organismen richtig ernähren.
Eine gesunde Pflanze will gut ernährt werden und in einem ihr angenehmen Milieu gedeihen: vermeide jede »Gewaltanwendung« und soweit wie möglich chemische Eingriffe; respektiere die Vorliebe der Pflanzen, was Bodenbeschaffenheit und Klima betrifft; verwirf die Monokultur; bepflanze mit unterschiedlichen Pflanzen unter Rücksichtnahme auf gegenseitige günstige und ungünstige Beeinflußbarkeit. Wähle eine Pflanze nicht nur hinsichtlich des Ertrages, sondern auch nach Widerstands- und

Anpassungsfähigkeit an die lokale Bodenbeschaffenheit und das Klima aus.

Das Tier ist keine »Produktionsmaschine« für Milch, Eier oder Fleisch, sondern vielmehr ein Lebewesen, auf dessen physiologisches Bedürfnis Rücksicht genommen werden muß. Die Kuh sollte hauptsächlich frische Kräuter und kein getrocknetes Futter (Futterrüben oder Mais) fressen. Die Kräuter müssen natürlich gesund sein, also auf »gesundem Boden« wachsen. Die Tiere sollten sich bewegen und frische Luft wie der Mensch einatmen. Das ist unbedingt notwendig für ihre Gesundheit und für die Qualität des Endproduktes.

Ausführungen über die Techniken des biologischen Landbaus würden den Rahmen dieses Buches sprengen; daher nur kurz ein paar grundsätzliche Richtlinien:[1]

- Die Fruchtbarmachung basiert auf organischer Materie, die biologische Aktivität des Bodens soll sich entfalten, sie ist der Ursprung jeder Fruchtbarkeit. Kompostieren, Mulchen und Gründüngung sind die drei wichtigsten Techniken der organischen Fruchtbarmachung.

Natürliche Mineralien, wie Phosphat, Steinmehl, Lithothamne, Dolomit, Holzasche usw. werden beigegeben.

- Ausgewogene Fruchtfolge anreichender (Leguminosen) und anspruchsvoller Kulturen (Getreide). Monokultur ist verpönt.
- Der Boden soll locker werden, ohne seine Struktur zu verlieren und ohne seine frischen organischen Substanzen zu verschütten.
- Der Kampf gegen Parasiten schließt alle chemischen Pestizide aus.

Nach biologischen Methoden gedüngte Pflanzen sind besonders widerstandsfähig gegenüber Parasiten; viele Behandlungen werden dadurch überflüssig. Wird aber eine Behandlung notwendig, dann werden Insektizide auf pflanzlicher Basis (Rotenon) und Fungizide (Schwefel und Kupfersalz) verwendet.

Der biologische Landbau wird bereits von Tausenden Landwirten betrieben. Er ist schwerer anzuwenden als die übliche Art, da es nicht genügt, nach »Rezepten« zu handeln: hier muß gedacht und beobachtet, hier muß die Arbeit geliebt werden. Diese fortschrittliche »künstlerische« Landwirtschaft schützt die Gesundheit des Verbrauchers, des Lebensraumes und die Fruchtbarkeit des Bodens.

[1] Ausführliche Informationen zum Thema entnehmen Sie bitte dem Werk »Das große Buch vom biologischen Land- und Gartenbau« von Voitl/Guggenburger/Willi, Verlag ORAC-Pietsch, Wien – Stuttgart 1980.

6. Kapitel
Vom Anbau zum Verbrauch: ohne Hilfe der landwirtschaftlichen Nahrungsmittelindustrie

Haben Sie das Glück, auf einem herrlichen, alten Wohnsitz zu leben? Ja? Dann ist Ihnen sicherlich noch nie der Gedanke gekommen, diesen Besitz abzureißen und neu aufzubauen – wie groß auch immer Ihr Vermögen sein mag. Sie wissen genau, daß Sie ihn so prachtvoll nicht wiedererrichten könnten.

Aber so handeln täglich – vergleichsweise – Nahrungsmittelhersteller: sie bemächtigen sich aller Herrlichkeiten, die uns die Natur spendet, sei es nun das Getreide oder die Sojabohne; sie beeilen sich, sie durch unzählige chemische und physikalische Vorgänge zu zerstören, um Elemente zu gewinnen, die sie als Techniker interessieren. Mit diesen, z. B. mit Getreidestärke oder dem Eiweiß der Sojabohne, stellen sie Nahrungsmittel her, indem Vitamine, Eisen, Magnesium und wenn notwendig Chemikalien zur Konservierung beigefügt werden. Natürlich hat das Endprodukt – trotz der Kunst der Chemie – nichts mehr mit dem ursprünglichen Produkt gemein. Es ist bestenfalls dessen Karikatur. Hören wir also auf, zu zerstören, da wir nichts Besseres wiederaufbauen können. Warum überhaupt zerstören?

1. Warum wird die Ernährung verindustrialisiert?

Seit Jahrtausenden verändert der Mensch Nahrungsmittel vor dem Konsum. Wozu eine »Veränderung«, und warum hat sich die Industrie ihrer bemächtigt?

Warum werden landwirtschaftliche Produkte verändert?

Aus folgenden Gründen:

- um zu konservieren;

- um den Geschmack und Nährwert zu verbessern;
- um einige Bestandteile zu extrahieren
- und um die Speisezubereitung zu erleichtern.

Heute ist der letzte Grund der wichtigste: Kochen muß schnell gehen: hier ist eine Konservendose, fünf Minuten später ist angerichtet. Das Konservieren von Gemüse, Obst und Milchprodukten und das Trocknen von Fischen kennt man seit langem. Der industriellen Verarbeitung gelingt es jedoch nicht, wie den altbekannten Gärungsmethoden, den Geschmack und Nährwert zu verbessern.
Ist die Nahrungsmittelindustrie so aufwendig, damit die Frauen nicht mehr kochen müssen? Wir übersehen das wichtigste Bestreben dieser Industriesparte: das »Profitmachen«. Dafür ist jedes Mittel recht. Der Feinschmeckerei des Verbrauchers wird geschmeichelt. Er wird überzeugt, daß für seine Gesundheit, seine Männlichkeit, seinen Sex-Appeal und seinen gesellschaftlichen Status eben gerade diese »Wunderspeise« oder jenes Getränk angemessen seien. Wenn wir uns im Supermarkt umsehen und alle unnützen, ja sogar schädlichen Dinge beiseite stellen, wie z. B. Zucker und Zuckerprodukte, tierische Fette (Fleischwaren), raffinierte Nahrungsmittel, gesüßte Getränke, Alkoholika usw., dann verbleibt nicht mehr viel in den Regalen: einige Frischprodukte, Tiernahrung und natürlich Konserven. Wir greifen zur Konserve, weil alles bei unserer Lebensweise heutzutage rasch und einfach gehen muß. Jeder von uns weiß aber, das Konservenkost, wie gut sie auch sein mag, niemals das frische Produkt ersetzen kann.[1]
Können wir auf die industriemäßig verarbeiteten Konsumgüter verzichten?
Ja, das können wir, und im steigenden Maße gelingt das auch einigen Verbrauchern unter folgenden Bedingungen immer besser:
1. Änderung der Eßgewohnheiten: Wer im Januar auf Tomaten und Erdbeeren nicht verzichten kann, muß zu Konserve oder Tiefkühlkost greifen. Will man Lebensmittel nur günstig einkaufen und die Qualität unbeachtet lassen, müssen wir auf internationale Angebote zurückgreifen. Und solange wir uns mit Zucker vollstopfen, unterstützen wir nur die Zuckerindustrie.
2. Nehmen wir uns doch mehr Zeit zum Kochen! Das soll nicht heißen,

[1] Natürlich unter der Voraussetzung, daß sogenannte frische Produkte auch wirklich frisch sind: bei dem aktuellen Belieferungssystem trifft das jedoch selten zu.

daß wir Stunden für die Zubereitung einer Speise brauchen. Gesunde und einfache Kost kann schnell zubereitet werden und dabei auch noch schmackhaft sein.

2. Von den natürlichen Verarbeitungs- und Konservierungsmethoden

Es gibt unzählige Verarbeitungsmethoden; viele Bücher sind darüber geschrieben worden. Zwei Methoden gibt es auf der ganzen Welt seit urdenklichen Zeiten: das Trocknen und die Gärung.
Das Trocknen wird zur Konservierung folgender Lebensmittel verwendet:

- Obst: Datteln, Feigen, Aprikosen, Pflaumen, Äpfel, Birnen usw.
- Gemüse: früher wurden am Land grüne Bohnen getrocknet.
- Champignons
- Fisch
- Fleisch

Auch das Trocknen geht heute technisch vor sich. Früher – und auch heute noch in vielen Ländern – war die Sonne die einzige Energiequelle. Die Experten für »sanfte« Energie konstruieren kleine, einfache Solartrokkenöfen, die leicht nachgebaut werden können.
Die Gärung ist die am weitesten verbreitete Methode der Lebensmittelkonservierung. Der gegorenen Nahrung wurde daher hier ein ganzes Kapitel gewidmet.
Durch Gärung werden die Lebensmittel konserviert und ihr Nährwert verbessert. Gegorene Nahrungsmittel konsumieren wir täglich: Brot, Käse, Joghurt, Sauerkraut sind die bekanntesten; dazu kommen noch Getränke, wie Wein, Bier und Most. Aus dem Kapitel 12 ist zu ersehen, daß es unzählige gegorene Lebensmittel gibt: Getreide, Hülsenfrüchte, Gemüse, Obst, Milch, Fleisch, Fisch, Honig, Kräuter, Harz usw. Das Endprodukt ist perfekt konserviert, schmeckt gut und hat hohen Nährwert. Außerdem braucht man für diesen Vorgang keinerlei Einrichtungen und keine Energiequellen. Seit undenkbaren Zeiten lebt der Mensch schon von dieser Ernährungsart.

3. Wir sollten mehr frische Produkte konsumieren

Wir müssen die Zubereitung frischer Produkte wieder erlernen: eine einfache, schnelle Küche!
Wer Konservenkost durch Frischkost ersetzen will, denkt zuerst an Gemüse, im speziellen an die gängigsten Gemüsekonserven, also an Erbsen und Bohnen. Und gerade ihre frische Zubereitung dauert von allen Gemüsesorten am längsten.
Der größte Fehler der modernen Ernährung und jener, von dem am wenigsten gesprochen wird, ist der Verzicht auf Getreidekost. Räumen wir den Getreidesorten jenen Platz ein, der ihnen gebührt, nämlich den ersten, dann wird sich vieles ändern: die Menüs werden ausgewogen sein, wir werden uns gesünder und preiswerter ernähren. Kochen ist nicht mehr gleichbedeutend mit stundenlangem Abschälen. Nichts ist einfacher und schneller als die Zubereitung von Getreidenahrung: Aufsetzen mit Wasser und etwas Salz, Kochzeit (dabei muß nicht aufgepaßt werden), und schon ist alles fertig.
Die Kochzeit variiert von einer Viertelstunde für Hirse, Boulghour[1] oder Teigwaren, einer Dreiviertelstunde für Reis – bis zu einer Stunde für Dinkel. Die Vorbereitung hingegen dauert nur ein paar Minuten. Natürlich ist es gut, wenn einige Gemüsesorten, deren Zubereitung etwas länger dauert, das Menü ergänzen: aber das muß ja nicht jeden Tag der Fall sein.
Das durch Milchsäure gegorene Gemüse ist schnell zubereitet, also ideal für alle, die es eilig haben.
Diese gesunde Ernährungsweise – ohne jede Konservenkost – wird der heutigen Lebensweise gerecht. Ein herrliches Menü, bestehend aus Getreide, eingesäuertem, rohem und gekochtem Gemüse (es kann schon am Tag zuvor vorbereitet werden) ist in einer Viertelstunde angerichtet, also geradezu ideal, wenn wir wenig Zeit haben. Gewürzt wird mit Olivenöl, Aromaten, Sojasauce und Gomasio (gedörrtem Sesam oder Sesamsalz): auch dazu ist kein Zeitaufwand nötig, da jeder seine Speise selbst nach Belieben bei Tisch würzt. Das schmeckt köstlich, ist sparsam und einfach in der Zubereitung.
Ein wichtiger Tip: das Getreide muß richtig gekocht werden, damit es nicht klebrig und geschmacklos wird. Mehr darüber im Kapitel 17.

[1] Angekeimter Weizen, getrocknet, gemahlen, wird durch Gärung zu Boulghour.

7. Kapitel
Was sollen wir essen?

1. Widersprüche und Lücken in der modernen Diätetik

Die moderne Diätetik, so wie sie in Schulen unterrichtet wird, sollte uns eine gesunde Ernährungsweise lehren. Trotz der medizinischen und diätetischen Fortschritte fühlen wir uns aber immer schlechter. Irren sich die Diätetiker, oder befolgen wir ihre Ratschläge zuwenig? Dazu kurz ein paar Worte zur Diätetik (Ernährungslehre): Unser Organismus braucht eine gewisse Anzahl von Bestandteilen. Sie sollten Energie und zugleich die für die richtige Funktion, für die Erneuerung und Pflege der Zellen nötigen Substanzen liefern. Es sind dies:

- Kohlenhydrate (Stärke und Zucker)
- Lipide (Fettstoffe)
- Proteine
- Vitamine
- Mineralsalze

Normen über den menschlichen Bedarf wurden etabliert. Alles ist anscheinend logisch und wissenschaftlich bewiesen. Zwei Fehler stellen all diese Überlegungen in Frage:

1. Das amerikanische Departement für Landwirtschaft hat vor kurzem folgende Tabelle veröffentlicht. Jedes weiße Kästchen, d. h. der Großteil der Tabelle, entspricht einem Bereich, über den wir nur wenig oder gar nichts wissen. Wir kennen den Bedarf des Organismus für die verschiedenen Altersstufen nicht. Mit anderen Worten, die Überlegungen und Berechnungen der Diätetiker stehen auf unsicheren und manchmal nicht existenten Fundamenten. So wurde z. B. seitens der Weltgesundheitsorganisation kürzlich festgestellt, daß die bis dato festgesetzte Norm für den Proteinbedarf – 1 Gramm Protein pro Tag und pro Kilogramm – stark

Stand der Kenntnisse über den Nährstoffbedarf

		Säugling			Kind			Erwachsener			
		Früh-geburt	0 bis 6 Monate	6 bis 23 Monate	Vor-schul-alter	Schul-alter	Jugend-licher	jung	alt	Schwan-gere	Stillende
Kohlehydrate	Energiebedarf (total)	≡	≡	≡	///	///	///	≡	≡	≡	≡
Kohlehydrate	Stärke										
Kohlehydrate	Zucker	≡	≡	≡	≡	≡	≡	///			
Kohlehydrate	Faserstoffe						≡	≡			
	Fettstoff (total)		///								
	Fettsäure		≡				≡	≡			
Aminosäuren	Proteine	///	≡	≡	≡	≡	≡	///	≡		≡
Aminosäuren	Arginin		///			≡		///			
Aminosäuren	Histidin	≡	///			≡		///			
Aminosäuren	Isoleucin	≡	///			≡		///			
Aminosäuren	Leucin	≡	///			≡		///			
Aminosäuren	Lysin		///			≡		///	≡		
Aminosäuren	Methionin		///			≡		///	≡		
Aminosäuren	Phenylanilin		///			≡		///			
Aminosäuren	Threonin		///			≡		///	≡		
Aminosäuren	Thryptophan		///			≡		///	≡		
Aminosäuren	Valin	≡	///			≡		///			
Mineralien	Kalzium	///	///	///	≡	≡	≡	///	≡	≡	≡
Mineralien	Magnesium				≡	≡	≡				
Mineralien	Eisen	///	///	///	///	///	≡	///	///	///	///
Mineralien	Phosphor				≡	≡				≡	≡
Mineralien	Schwefel				≡	≡				≡	≡
Mineralien	Natrium				≡	≡		≡	≡		
Mineralien	Pottasche	≡	≡		≡	≡		≡			
Mineralien	Kupfer	≡	≡		≡	≡		≡			
Mineralien	Molybdän										
Mineralien	Mangan				≡						
Mineralien	Zink	≡	≡	≡	≡	≡	≡	≡		≡	≡
Mineralien	Chrom				≡						
Mineralien	Selen							≡			
Mineralien	Nickel										
Mineralien	Vanadium										
Mineralien	Chlor										
Mineralien	Fluor				≡	///	≡		≡		
Mineralien	Jod				≡	≡	≡	≡			
Vitamine	Vit. A	///	///		≡	≡		///			
Vitamine	Vit. D	///	///	≡	≡	≡	≡				
Vitamine	Vit. E	≡						≡			
Vitamine	Vit. K	≡	≡							≡	
Vitamine	Vit. B_1 (Thiamin)	≡	≡		≡	≡	≡	///	≡	≡	≡
Vitamine	Vit. B_2 (Riboflavin)	≡	≡		≡	≡	≡	///	≡	≡	≡
Vitamine	Vit. B_3 (Niacin)							≡			
Vitamine	Vit. B_6 (Pyridoxin)		≡					≡		≡	
Vitamine	Vit. B_5 (Pantothensäure)							≡			
Vitamine	Vit. B_{12} (Cobalamin)		≡					≡			
Vitamine	Vit. B_9 (Folsäure)	≡	≡					≡	≡	≡	
Vitamine	Vit. H (Biotin)										
Vitamine	Cholin										
Vitamine	Vit. C (Ascorbinsäure)	///	///		≡	≡	≡	///	≡	≡	≡

Wenig oder keine Angaben: (leer) Mangelhafte Angaben: ≡ Fortschrittliche Erkenntnisse: ///

Nutrition Institute, Agriculture Research Service, U.S. Department of Agriculture (Auszug aus Dietary Goals for the United States, United States Senat, 1976)

überhöht ist und daß die Hälfte genügt. Eine für heute gültige und ausgewogene Menge kann morgen vielleicht schon als zu hoch oder als zu niedrig deklariert werden. Messen wir also den Normen und Berechnungen nicht allzuviel Bedeutung zu.

2. Die Ernährungswissenschafter begehen denselben Fehler wie die Biologen: Durch die Analytik wird die Ernährung auf eine bestimmte Anzahl von Bestandteilen reduziert; es wird dabei nicht nach ihrem Ursprung gefragt, es wird nicht darüber nachgedacht, wie sie eingenommen werden und welche Verbindungen sie mit anderen Bestandteilen ergeben könnten. Die analytische Vorgangsweise ist sicher nützlich, da sie die Nahrungsmittelzusammensetzung erkennen läßt, aber sie ist gefährlich, da schnell vergessen werden kann, daß ein Nahrungsmittel mehr ist als die Summe ihrer Bestandteile.

● Bei der Analyse übersieht man einige Bestandteile, einfach weil sie noch unbekannt sind; so ist es uns lange Zeit mit den Vitaminen ergangen, und so ergeht es uns heute mit einigen Spurenelementen: sie sind sehr schwer zu bestimmen, und außerdem kennen wir ihre Aufgabe nicht.[1]

Durch die Analyse, die alle Bestandteile trennt, werden Verbindungen zerstört. Heute wissen wir – und da könnte ich viele Beispiele nennen –, daß die getrennte Zufuhr von Aminosäure und Fettsäure nicht den gleichen Effekt hat wie die gemeinsame Zufuhr von Fett-Aminosäure (Moleküle beider Säuren). Die gleichzeitige Zufuhr verschiedener wichtiger Aminosäuren ist viel wirksamer als die getrennte Zufuhr.

● Einige uns bekannte Bestandteile wurden bei der Mengenberechnung nicht berücksichtigt, weil wir nicht wissen, inwieweit sie für uns nützlich sind: das gilt für die aromatischen Substanzen und für einige Spurenelemente.

[1] Die zu Beginn des Jahrhunderts erschienenen Werke über Ernährungslehre waren sehr aufschlußreich: Vitamine waren noch unbekannt, die Wirkung der Proteine dagegen kannte man. Die diätetischen Ratschläge von damals erscheinen uns heute absurd, da sie eben auf den Erkenntnissen der damaligen Zeit basierten. Es wurde z. B. empfohlen, Unmengen von Proteinen zu essen (eine Mahlzeit, bestehend aus Fleisch, Eiern, Käse), dagegen aber sehr wenig Gemüse (da es schlecht verdaulich ist), sehr wenig Obst, und wenn, dann nur gekocht wie das Gemüse. Können wir heute behaupten, daß wir alle Nahrungsmittelbestandteile kennen?

2. Im Dickicht der vielen gesunden Ernährungsmethoden: Wem sollen wir glauben?

Sobald wir uns über die Notwendigkeit einer gesünderen Ernährungsweise klargeworden sind, suchen wir nach einer Lösung: der Diätetiker wird uns eine abwechslungsreiche Ernährung als Vorbeugung gegen Mangelerscheinungen empfehlen: viel Obst, Gemüse und Milchprodukte, nicht zu viel Fleisch, Fett, Zucker und Salz. Essen Sie, soweit es Ihr Gewicht erlaubt, Getreide und »Stärkeprodukte«,[1] und vergessen Sie nicht die Zufuhr von Faserstoffen. Genauere Angaben werden wir jedoch bei Bedarf erhalten, d. h. bei Krankheit oder Abmagerungswunsch.

Einige Opportunisten empfehlen für solche Fälle mehr oder weniger übertriebene Diäten.

Das Angebot von »Schulen für natürliche Ernährung« ist groß. Fast alle tendieren zum Vegetarismus – mit einander oft widersprechenden Vorschriften. Einmal bildet Obst die Ernährungsgrundlage, dann wieder das Getreide, gegorene Lebensmittel, Rohkost usw. Eine ausführliche Beschreibung der verschiedenen Ernährungsmethoden wäre langweilig und nutzlos.

- Der Vegetarier lehnt Fleisch und Fisch ab und bevorzugt Milchprodukte und Eier. Natürlich gibt es unzählige Varianten, je nachdem, welcher Platz dem Obst, Gemüse, Getreide oder tierischen Nebenprodukten zugeordnet wird.
- Der »reine Pflanzenesser« enthält sich aller tierischen Produkte, auch der Milch, des Käses und der Eier. Ist diese Ernährung gut ausgewogen – das ist schwerer durchführbar als bei anderen Diäten –, kann sie dem Organismus alle nötigen Substanzen ausreichend zuführen.

Zwischen »Fleischessern« (300 g pro Tag) und Verfechtern der reinen Pflanzenkost gibt es für jeden Geschmack »etwas«. Es ist schwer vorstellbar, wie auch immer wir Menschen reagieren, daß alle Diäten etwas »wert« sind. Sollen wir vielleicht Fleischesser sein, Allesesser, Vegetarier, Obstesser, Pflanzenesser oder Getreideesser? Oder von jedem ein wenig? Ich hüte mich vor allen Theorien, die von der Form der Zähne, der

[1] Stärkeprodukte, Lebensmittel mit hohem Stärkegehalt, werden in zwei Kategorien eingeteilt:
a) Körner der Hülsenfrüchte: Linsen, getrocknete Bohnen, Erbsen und Kichererbsen.
b) Knollen: Kartoffel, Topinambur, süße Kartoffel, Yamwurzel usw.

Darmlänge oder gar von unserer Abstammung vom Affen ausgehen. Denn bei allen diesen Berechnungen wird vergessen,

- daß der Mensch sich vom Tier unterscheidet,
- und daß in der Wissenschaft, wie A. Carell sagte, »weniger Berechnungen und mehr Beobachtungen angebracht wären«.

Durch wissenschaftliche Angaben über unseren Bedarf an Proteinen, Vitaminen und Spurenelementen können grobe Eßfehler vermieden werden. Sie helfen uns jedoch nicht bei der Auswahl einer Diät.

3. Die Lehren der Vergangenheit

Viel interessanter und aufschlußreicher ist eine geschichtliche Betrachtung der Ernährung.

Die moderne Diätetik ist nicht einmal fünfzig Jahre alt, und die Menschheit besteht seit ungefähr einer Million Jahren; seit damals kann der Mensch sich ernähren, ohne zu degenerieren. Bevor es noch die Landwirtschaft gab, ernährte sich der Mensch hauptsächlich von der Jagd, sagen die Fleischesser, und von Pflanzen, sagen die Vegetarier. Wer kann das schon genau sagen?

Vor etwa 10.000 Jahren ist der Mensch seßhaft geworden, er wurde »Akkerbauer« von Getreide, Gemüse und Hülsenfrüchten. Die Sumerer, Begründer der ersten uns bekannten Kultur (5000 v. Chr.), bauten bereits Weizen, Gerste, Hirse, Linsen, Kichererbsen, Zwiebel, Knoblauch und sicherlich noch viele andere Gemüsesorten an. Sie ernährten sich außerdem von Früchten (Datteln, Feigen, Granatäpfeln), Fleisch und Fisch. Sie tranken Wein, Bier, Ziegen- und Schafsmilch.

Wenn wir rückblickend die Kulturen der Welt genauer betrachten, werden uns, was die Ernährungsweise betrifft, zwei vorherrschende Grundnahrungsmittel auffallen: Getreide und Leguminosen. Auch heute herrschen sie in der Ernährung der kaum industrialisierten Länder vor.

Warum gerade Getreide und Hülsenfrüchte? Unsere Vorfahren »wußten« – auch ohne chemische Analyse –, daß die Leguminosen Aminosäure (im speziellen Lysin) dem Organismus zuführen, die dem Getreide fehlt. Eine vernünftige, ausgewogene Ernährung, bestehend aus Getreide und Leguminosen, liefert dem Organismus fast alle für ihn wichtigen Substanzen. (Hülsenfrüchte und Getreide enthalten Vitamin A und B, aber fast kein Vitamin C.)

So wird auch verständlich, daß durch eine Ernährung, die zu 90% aus Getreide und Hülsenfrüchten bestand, sehr viele Völker über Jahrtausende ihre Gesundheit erhalten, ihre intakten Erbanlagen weitergeben konnten. Diese Tatsache ist um so bemerkenswerter, daß – obwohl viele Pflanzen, wie z. B. Knollen (Kartoffel, süße Kartoffel, Yamwurzel, Maniok), ertragreicher und leichter zu pflegen sind – trotzdem die alten Kulturvölker Getreide und Hülsenfrüchte bevorzugten. Knollen, Grüngemüse, Obst und Algen sowie tierische Produkte – wie Fleisch, Fisch und Milchprodukte – ergänzten die Grundnahrung; die Bedeutung dieser »Ergänzungen« darf nicht unterschätzt werden, einige von ihnen sind sogar unersetzlich.
Auch in Mitteleuropa war bis zum 19. Jahrhundert Getreide – verarbeitet zu Brot, gekochter Gerste, Buchweizen und Haferkuchen – die Grundnahrung. Viele Hülsenfrüchte, wie Linsen, getrocknete Bohnen, Erbsen und Kichererbsen, waren die proteinhaltige Ergänzung. Fleisch galt als Luxusspeise. Nur die Reichen aßen regelmäßig Fleisch.
Hier einige der in der ganzen Welt verbreiteten Getreide-Hülsenfrucht-Verbindungen:

- Reis + Soja, im Fernen Osten;
- Sorghum[1] + Niébés (afrikanische kleine Bohnen): in Südafrika;
- Weizen (Couscous) + Kichererbsen: in Nordafrika;
- Mais + Bohnen: in Amerika;
- Getreide, Roggen, Gerste, Hafer, Buchweizen, Hirse + Bohnen, Erbsen, Linsen, Kichererbsen: in Europa.

Gemüse und Obst kennen und essen die Menschen seit Jahrtausenden mengenmäßig aber viel weniger als Getreide und Hülsenfrüchte. Der Konsum von tierischen Produkten ist je nach Gebiet und von Mensch zu Mensch verschieden. Manche Völker waren jahrtausendelang aus Notwendigkeit oder aus religiöser Überzeugung Vegetarier.
Es ist sicher kein Zufall, daß der Mensch, als er die Landwirtschaft für sich entdeckt hat, die Vorteile der Gärung verschiedener Lebensmittel und Getränke erkannte. Durch Gärung von Getreide und Hülsenfrüchten konnten Brot, Breisorten, Fladen und Klöße (nur aus Getreide bestehend oder mit Hülsenfrüchten vermischt) hergestellt werden; außerdem konnte man Sojasauce oder Miso sowie unzählige schwach alkoholische Getränke – wie Bier (aus Hirse), Dolo (in Afrika), Kwaß (aus Hirse oder Roggen in Rußland) – erzeugen.

[1] Sorghum: asiat. Hirse, Süßgras. Wichtigstes Nahrungsmittel im NO Chinas.

Die Gärung von Gemüse ergibt z. B. Sauerkraut. Andere »eingesäuerte« Gemüsesorten sind Kohlrabi, Steckrüben, Gurken, rote Bete, Zwiebeln usw.
Die Gärung (Säuerung) von Fisch: Nuoc mam (die wichtigste Sauce der vietnamesischen Küche); Garum (die Kraftnahrung der römischen Gladiatoren) und Bonito (ein in Japan gegorener und anschließend getrockneter Fisch). Durch Milchsäuregärung erhält man Dickmilch, Joghurt, Kefir und alle Käsesorten. Früchtegärung ergibt Wein, Most usw. Der Gärungsvorgang verbessert Verdaulichkeit und Nährwert.

4. Einige allgemeingültige Regeln

Aus den Erkenntnissen der modernen Wissenschaft, den uns überlieferten Erfahrungen und aus Beobachtungen, die wir an uns und unserer Umgebung machen können, ergeben sich folgende Grundregeln für eine gesunde Ernährung:
1. Vermeide soweit als möglich die »leeren« Kalorien, vermeide also alle Nahrungsmittel, die dem Organismus zwar Kalorien, aber nur wenig Proteine, Mineralsalze und Vitamine zuführen.
Auf drei Nahrungsmittelgruppen muß dabei geachtet werden:
– Zucker sollte möglichst vom Speisezettel gestrichen werden, denn er bringt nichts als »leere« Kalorien und führt zu Karies, Fettsucht und Arteriosklerose. Zucker ist enthalten in: Konfitüre, Kompotten, Süßspeisen, Obstkonserven, Fruchtsäften, Cola-Getränken, Schokolade, Fruchtjoghurt, Bonbons usw. Der (nicht raffinierte) Rohrzucker enthält einige Mineralien und ist daher nicht ganz so schädlich, aber trotzdem ist er eben Zucker (»leere« Kalorien und rasch assimilierbare Kohlenhydrate). Anstelle von Zucker sollten wir Honig und getrocknetes Obst essen.
Wir sollten uns an weniger gesüßte Speisen gewöhnen; das ist einfacher, als wir glauben: selbst ich als Gourmet und großer Freund von Süßigkeiten dachte immer, ich würde nie auf Zucker verzichten können. Und dann war ich doch schnell »entwöhnt«, ja fand Süßspeisen sogar widerlich. Können Sie jedoch nicht ganz auf Zucker verzichten, dann sollten Sie stets daran denken: je weniger Zucker Sie essen, um so besser werden Sie sich fühlen!
– Raffiniertes Getreide: ist enthalten in Weißbrot, Biskotten, Mehlspeisen aus Weißmehl, weißem Reis usw. Es sollte durch vollwertiges Getreide,

das reicher an Vitaminen, Proteinen und Mineralsalzen ist, ersetzt werden.
– Fette: Hiebei handelt es sich ebenfalls fast ausschließlich um »leere« Kalorien (raffiniertes Öl hat sogar nur »leere« Kalorien). Neben Öl, Butter und Margarine, die zum Kochen verwendet werden, gibt es in unserer Ernährung auch versteckte Fette, z. B. in der Milch, in Joghurt, Käse, Fleisch und Fleischwaren, in ölhaltigen Früchten, Fisch, Eiern und in zahlreichen anderen Produkten, wie Biskotten, trockenem Kuchen, Schokolade, Mehlspeisen, Chips usw. Der Körper braucht eine gewisse Fettzufuhr, jedoch nur ein Drittel bis ein Viertel seiner Menge, die »man« durchschnittlich zu sich nimmt. Wichtig ist, daß tierische und erhitzte Fett vermieden werden.
Wenn wir keinen raffinierten Zucker, nur Vollwertgetreide und nur wenig Fett essen, verschwinden viele Gesundheitsprobleme – auch das Übergewicht – von selbst.
2. Esse weniger Fleisch und Konservenkost.
Gegen zu hohen Fleischkonsum gibt es viele Einwände. Der einzige Vorzug von Fleisch ist sein Geschmack. Dazu sei Molière zitiert: »Wir essen, um zu leben, oder leben, um zu essen.«
Hören wir damit auf, zweimal pro Tag Fleisch oder Wurstwaren zu essen. Man muß ja nicht gleich Vegetarier werden, aber zwei- bis dreimal wöchentlich eine Fleischspeise, eventuell ein- bis zweimal Fisch, genügen. Ebenso verhält es sich mit der Konservenkost: je weniger wir davon essen, um so besser werden wir uns fühlen.
3. Zurück zum Vollwertgetreide.
Zucker, Fette, raffiniertes Getreide, Fleisch und Konserven sollen durch Gemüse und hauptsächlich durch Vollwertgetreide ersetzt werden. Sie haben leider den Ruf, dick zu machen.
Vernünftige Anwendung beweist das Gegenteil: z. B. Menschen mit sitzender Lebensweise und schlechter Verdauung sollten zwar kein Vollkornbrot essen, dafür aber Vollreis, Hirse, Buchweizen, Boulghour. Voraussetzung für eine gute Verträglichkeit ist das gute Kauen. Produkte aus gegorenem Getreide (im speziellen Hefebrot) sind leicht verdaulich und werden allen, die zu wenig Bewegung machen, empfohlen. Jeder einzelne von uns sollte selbst erproben, welche Getreidesorte – je nach Qualität und Zubereitungsart – seinem Organismus am besten bekommt.
4. Wir sollen das Obst und Gemüse der Jahreszeit essen, dabei nicht auf Hülsenfrüchte vergessen.

Es ist unsinnig, grüne Bohnen im Dezember, Erdbeeren im Januar und Tomaten das ganze Jahr über zu essen. Jede Jahreszeit hat ihr Obst und ihr Gemüse. Wer sich einbildet, bestimmte Gemüse »außerhalb« der Saison essen zu müssen, dem bleibt keine andere Wahl als Glashausgemüse (Energieverschwendung) oder Importgemüse (eine andere Art der Energieverschwendung). In Genf habe ich im Januar per Flugzeug aus Kalifornien importierten grünen Salat gesehen!

Welches Gemüse essen wir also im Winter? Jedes, das im Freien, im Keller oder Silo gelagert werden kann oder durch Gärung haltbar gemacht worden ist: Knoblauch, rote Bete, Karotten, Sellerie, Chicorée, Grünkohl, Rosenkohl, Gurken, Kürbis, Schalotten, Paprikaschoten, Kartoffeln, schwarzen Rettich, Schwarzwurzel, Topinambur.

Dazu kommen alle getrockneten Gemüsesorten: grüne Bohnen, Erbsen, Kichererbsen, Linsen. Sie können wir während des ganzen Jahres essen, sie sind zu Unrecht von unserem Speisezettel verschwunden.

5. Mehr durch Milchsäure gegorenes Gemüse essen!

Die Lebenmittelgärung hat zwei Vorteile: haltbar zu machen und den Nährwert zu erhöhen. Die hierzulande bekanntesten vergärten Lebensmittel: Dickmilch, Joghurt, Käse und Sauerkraut; aber es gibt noch viel mehr. Sie tragen zu unserer Gesundheit bei, daher sollten wir sie auch regelmäßig essen.

6. Weniger essen!

Das ist zweifellos die wichtigste Regel. Basiert die Nahrungszufuhr auf kalorienreichen kleinen Mengen, auf Appetitanregern, wie Fleisch, oder auf nicht sättigenden Produkten, wie Zucker und Fett, dann wird es uns schwerfallen, diese Aufforderung zu befolgen. Leichter fällt es uns mit Gemüse (große Mengen, weniger Kalorien) und der Getreidekost, die schnell sättigt und bei gleicher Menge nur ein Drittel der Kalorien des Zuckers und ein Achtel der Fette enthält.[1]

7. Lange Kauen!

Diese Forderung ist ebenso wichtig und betrifft vor allem die Getreidekost, denn der Großteil der Beschwerden, die bei dieser Ernährungsweise auftreten können, entsteht durch ungenügendes Einspeicheln. Der Speichel enthält das Enzym Ptyalin, das Stärke abbaut. Fehlt dieser erste Verdauungsvorgang, so kommt der ganze Ballast in den Darm; dort wird die Stärke zersetzt, denn der Magen verarbeitet nur Proteine und Lipide.

[1] Ich meine natürlich gekochte Getreidekost.

Wird also das Getreide ungenügend gekaut, dauert der Verdauungsprozeß länger und bleibt unvollkommen. Die Folge ist ein müder Organismus und die Bildung von übelriechenden Blähungen. Jeder Bissen soll dreißig- bis fünfzigmal gekaut werden, empfehlen die Ernährungswissenschafter. Nehmen wir uns also Zeit zum Essen und legen wir die Gabel zwischen jedem Bissen beiseite. Aufhören mit dem Hinunterschlingen der Speisen!

8. Kapitel
Das Getreide: Grundnahrungsmittel der Menschen seit 10.000 Jahren

Der uninformierte Verbraucher denkt bei Getreide an Reis, Haferflocken, Cornflakes oder an Brot. Mais und Gerste ordnet er den Hühnern, Küken oder Schweinen zu. Buchweizen erinnert an Crêpes aus der Bretagne, und Dinkel kennt kaum noch jemand.

In unserer Ernährung spielen zwei Getreidesorten eine Rolle: Weizen und Reis. Weizen hat eine beherrschende Stellung, ist aber nur in Form von Weißmehl in Brot, Teig und Teigwaren enthalten. Der weiße, polierte Reis hat – wie das Weißbrot – keinen echten Nährwert.

Wir haben bereits erwähnt, daß der Getreideanteil der Ernährung in den Industrieländern seit rund 100 Jahren zugunsten von Obst, Gemüse, Zucker und tierischen Produkten zurückgegangen ist.

Sollen wir uns künftig auf Getreidebasis ernähren? Und wenn, welche Getreidesorten sollen wir essen? Wie sie zubereiten? Fragen wie diese stellt der um sein Wohlergehen besorgte Verbraucher. Es gibt keine übereinstimmende Antwort. Nicht einmal die Vertreter der einfachen, gesunden, auf Naturprodukten begründeten Ernährung sind einer Meinung.

Im Dickicht der verschiedenen Diäten finden sich alle denkbar möglichen Meinungen: von der Ansicht, daß Getreide für Vögel und Hühner bestimmt ist, nicht aber für den Menschen, bis zum anderen Extrem, daß 80 bis 90% unserer Kost aus Getreide bestehen soll. Wer hat nun recht?[1]

[1] Diät auf Getreidebasis hat Gemeinsamkeiten mit der von den Makrobiotikern empfohlenen Ernährungsweise von Michio Kushi. Die makrobiotische Diät empfiehlt 50% Getreide, 20–30% Gemüse, 10% Hülsenfrüchte, Gärungsprodukte auf Sojabasis (Miso, Tamari), auf Algenbasis, gelegentlich auch fermentierten Fisch und Obst. Wird diese Diät genau befolgt, dann können gute Erfolge erzielt werden: der Gesundheitszustand wird gebessert, ja selbst unheilbare Krankheiten sind damit schon geheilt worden. Es handelt sich nicht – entgegen anderslautenden Behauptungen – um eine einseitige Diät, die hauptsächlich aus Reis besteht.

1. Vom Getreidenährwert

Getreide wird als kraftspendend eingestuft und enthält hauptsächlich Kalorien: Das gilt freilich für Produkte aus raffiniertem Getreide, z. B. Brot und Reis, trifft aber nicht beim Vollwertgetreide zu.
Vollwertgetreide enthält:
55 bis 75% Kohlenhydrate
7 bis 15% Eiweiß
0,5 bis 7% Fett
1 bis 4% Mineralsalze (einschließlich vieler Spurenelemente)
Vitamine und
Enzyme usw.
Durch die industrielle Verarbeitung (Mahlen, Polieren usw.) verliert das Getreide einen Großteil seiner Mineralsalze und Vitamine. Dann kann natürlich nicht mehr von Vollwertgetreide gesprochen werden.[1]
Es wäre falsch, zu behaupten, daß Getreide eine Vollwertnahrung ist. Noch kein Volk hat sich bisher ausschließlich davon ernährt. Die Wissenschaft hat bewiesen, daß es zu wenig Aminosäuren (z. B. Lysin) und Vit-

Zusammensetzung der wichtigsten in Frankreich kultivierten Getreidesorten

	Korn	Roggen	Gerste	Hafer	Mais	Buchweizen	Reis
Kalorien (p. 100 g)	345	350	353	353	354	321	352
Protein %	12,1	11	11,5	13	9,5	11,7	8,0
Fette %	2,1	1,9	2,0	7,0	4,4	2,7	1,4
Mineralien (mg/100 g)							
Kalzium	51	31	50	95	29	33	45
Phosphor	380	359	440	341	322	263	302
Magnesium	157	92	180	143	121	220	113
Eisen	5	2,7	5	7	3,6	2,2	2
Kupfer	0,17	0,42	–	1,22	0,7	0,7	0,16
Vitamine (mg/100 g)							
A	0,12	0	–	–	–	0	0
B_1	0,55	0,38	0,10	0,4	0,4	0,58	0,3
B_2	0,12	0,17	0,10	0,14	0,1	0,15	0,06
B_3	4,3	1,4	3,7	1,1	2	2,9	4,6
C	0	0	0	0	0	0	0

[1] Man unterscheidet Vollwertgetreide und vollständiges Getreide: Vollkornbrot wird aus Weizen gemacht, dem man einen Großteil der Kleie entnommen hat.

amine enthält. Getreidekost muß also durch andere Nahrungsmittel ergänzt werden, und zwar durch:
– Hülsenfrüchte, Eier, Milchprodukte, Fisch, Fleisch, Obst und ölhältige Körner; sie bringen Proteine und Fette.
– Rohes Gemüse und Obst sowie Milchprodukte; sie liefern Vitamine.
Früher wurden die Proteine hauptsächlich durch Hülsenfrüchte zugeführt.

2. Einige Bemerkungen über Völker, die sich hauptsächlich von Getreide ernähren

Im vergangenen Jahrhundert haben sich fast alle Völker hauptsächlich von Getreide ernährt. Zu den wenigen Ausnahmen gehören die Bewohner extremer Klimazonen, wie z. B. die Eskimos, die Volksstämme der Äquatorialwälder und die Nomaden. Die seßhaften Völker der großen Kulturen aber zogen das Getreide als Nahrungsmittelbasis vor:
- Im Fernen Osten ist es der Reis,
- im mediterranen Raum: der Weizen und die Gerste,
- in Amerika: der Mais,
- in den kargen Regionen Europas: der Roggen, der Buchweizen und der Dinkel,
- in einigen Gebieten Nordeuropas: der Hafer,
- und in den tropischen Gebieten Afrikas: die Hirse und Sorghum.

Die Bevölkerung der genannten Regionen erfreute sich allgemein bester Gesundheit, solange ihre Ernährung durch genügend Eiweiß ergänzt wurde.

Dazu einige Beispiele:

Die Berber Südmarokkos:

Dr. P. Parodi, der längere Zeit dort verbrachte, über die Ernährungsweise dieses Volkes:
»Wir finden hier eine Ernährung vor, die zu 70 bis 80% aus Getreide besteht und durch Hülsenfrüchte (Kichererbsen, vor allem Linsen) ergänzt wird. In der Region von Tafraout finden wir fast ausschließlich eine ausgewogene Ernährung, bestehend aus Gerste und Linsen; grünes und frisches Gemüse gibt es selten und ist nur die Beilage zum aus Getreide bestehenden Hauptgericht. Nur ein geringer Teil der täglichen Ernährungsmenge besteht – zumindest bei den Armen – aus Tierprodukten. Wie

sehen die Folgen dieser Ernährungsweise aus, deren Anteil an tierischem Eiweiß absolut ungenügend ist, im Vergleich zu den allgemein gültigen Zahlen?

Wir müssen zugeben, daß wir vom Ergebnis überrascht waren! Der Großteil der Berber, vor allem die Bevölkerung in den Bergen, wo die Ernährung noch karger ist, ist sehr widerstandsfähig gegen Müdigkeit und Kälte: sie gehen in den Bergen barfuß durch den Schnee; sie tragen nur die Djellaba aus Leinen, oft voll Löcher und Risse, in denen der Wind sich fängt und die letztlich kaum schützt. Sie arbeiten hart, um ihren geringen Unterhalt aus dem unfruchtbaren Boden gewinnen zu können. Sie gehen oft 50, 100, ja 200 Kilometer und mehr bis zum nächsten Souk (arabischer Markt), zur nächsten Stadt oder um Verwandtenbesuche zu machen. Sie sind extrem schmerzunempfindlich, kaum einer wird beim Zahnziehen das Gesicht verziehen. Sie sind widerstandsfähig gegen Krankheiten, Wunden heilen rasch und ohne Komplikationen, ja selbst Knochenbrüche heilen rascher. Und dabei gehen sie – und vor allem die Ärmsten von ihnen – mit Elan, Humor und Mut an die Arbeit.[1]

Die Sizilianer:

Die Ernährung der sizilianischen Bauern ist sehr einfach, stellte Dr. P. Parodi in den Jahren 1956 und 1957 fest:

»So in etwa war die tägliche Speisenfolge:

Morgens: sehr oft gar nichts. Manchmal ein Stück Brot und einige schwarze Oliven oder einen oder zwei Fladen aus Kichererbsen. Nur wenige Familien tranken Milch. Das ging folgendermaßen vor sich: jeden Morgen lief eine Kuh durch die Straße, gemolken wurde je nach Bedarf. Nur zwei oder drei von insgesamt 30 Familien, die hier wohnten, tranken Milch.

Mittags: Brot, Oliven, einige Fladen aus Kichererbsenteig, Teigwaren zwei- bis dreimal pro Woche; soferne sie genug Geld dafür hatten, mit geriebenem Käse.

Abends: Brot, oft Chicoreesuppe oder eine Suppe, bestehend aus Kräutern, die sie in den Bergen gesammelt hatten, und ein paar Teigwaren.

Eine sehr genügsame und eintönige Ernährung, bei der das Brot die Hauptrolle spielt. Die Kichererbse ist das Grundnahrungsmittel des sizilianischen Bauern. Normalerweise wird sie leicht gedörrt und dann zu Mehl vermahlen. Daraus werden Teigfladen zubereitet, die von fahrenden

[1] Auszug aus: »L'alimentation normale«, veröffentlicht durch A. F. R. A. N., Paris 1959.

Händlern herausgebacken und verkauft werden. Tierisches Eiweiß wird selten konsumiert. Die Einwohner, mit denen wir sprachen, essen in der Regel drei- bis viermal im Jahr Fleisch. – Eier sind selbst für Bauern eine ebensolche Rarität. Es gibt außerdem sehr wenig Tierzucht. Der sizilianische Bauer lebt meist weit entfernt von den Feldern, die er bearbeitet. Käse und Milch sind Luxuswaren. Fisch wird nur entlang der Küste von den Fischern selbst gegessen.

Auch Obst ist ein Luxusgut für arme Leute, es gehört für die Wohlhabenden und für den Export. Wildwachsende Kräuter, die in den Bergen gesammelt werden, ersetzen das Grüngemüse. Der Verdienst reicht gerade für Brot: einige Bewohner können Brot nur auf Kredit kaufen, Teigwaren und Oliven können sich die Armen nur selten leisten; es bleibt ihnen nur die Kichererbse.

Es muß gesagt werden, daß es diese große Armut seit Jahrhunderten gibt, und trotzdem macht die Bevölkerung keinen unterernährten Eindruck; vielmehr überrascht ihre Dynamik.

Zu Beginn unseres Aufenthaltes, als wir uns noch nicht eingewöhnt hatten, hielten wir für Streit und Schlägerei, was nichts anderes war als freundschaftliche, temperamentvolle Unterhaltung. Wir haben zwar keine genauen Untersuchungen in den Bergdörfern durchgeführt, aber die Bauern und ihre Kinder, die wir gesehen haben, waren alle in guter geistiger und physischer Verfassung.«[1]

3. Anbau von neuen Getreidesorten

Ich unterschätze keinesfalls den Wert von Weizen und Reis. Beide Getreidesorten sind jedoch bestens bekannt, während andere zu Unrecht vergessen worden sind. Ihr Ruf soll hier deshalb wiederhergestellt werden.

● Weizen: Während des letzten Jahrhunderts hat der Weizen in Westeuropa alle anderen Getreidesorten verdrängt. Wie kam es dazu? Hat er einen größeren Nährwert, oder hat diese Evolution andere Gründe? Weizen und Reis sind »ausgewogene« Getreidesorten: weder durch chemische Analysen noch durch Beobachtungen von Völkern, die sich von Weizen oder anderen Getreidesorten ernähren, konnte eine deutliche Qua-

[1] Ebenda.

litätsüberlegenheit des Weizens festgestellt werden. Die Fragen sind ungelöst. Weizen ist ohne Zweifel eine ausgezeichnete Getreideart, aber seine auf der ganzen Welt dominierende Stellung besteht erst seit dem letzten Jahrhundert. Er eignet sich hervorragend für die Broterzeugung; daraus resultiert auch sicherlich seine Vorrangstellung.[1]

Mit Roggenmehl wird Roggenbrot hergestellt: es ist schwer verdaulich, hat den gleichen Nährwert wie Weizenbrot, schmeckt aber nicht so gut. Weizen wird ferner verwendet für Teigwaren, Boulghour[2] und Couscous, Biskotten, alle Kekssorten, Grieß usw. Keine andere Getreideart ist so vielseitig verwendbar. Roggenbrot hat einen intensiven Eigengeschmack – Weißbrot hingegen schmeckt »fad«; früher (und teilweise auch noch heute) war Weißbrot ein »vornehmes« Brot, das Brot des Wohlstandes.

● Reis wird, global gesehen, nach dem Weizen am meisten angebaut. Seit Jahrtausenden ist er das Grundnahrungsmittel fast der ganzen Bevölkerung des Fernen Ostens. Diese Tatsache allein beweist schon seinen hohen Nährwert. In Europa ist der Reis bekannt, weil er zu vielen köstlichen Speisen verarbeitet werden kann. Der Reis, der uns interessiert, nämlich der Vollreis, wird im zunehmenden Maße von den Anhängern einer gesunden und natürlichen Ernährung gegessen. Die überragende Rolle, die die Makrobiotiker dem Reis zuordnen, erklärt seine Verbreitung in den westlichen Ländern.

Die ökologische Beschaffenheit Europas, bis auf einige Gebiete Südfrankreichs, ist für den Reisanbau nicht geeignet. Ich bin der Ansicht, daß Reis bei uns kein Grundnahrungsmittel sein sollte, jedoch aus folgenden Gründen eine wichtige Stelle einnehmen müßte:

● außerordentlicher Nährwert,
● mannigfaltige Zubereitungsmöglichkeiten,
● Geschmack,
● leichte Zubereitung.

Reis ist leicht verdaulich und allen Menschen mit sitzender Lebensweise sowie Magenkranken zu empfehlen.

● Von den Botanikern wird Dinkel[3] als Weizenart eingeordnet. Er unter-

[1] Durch den Glutengehalt.

[2] Boulghour: Nationalgericht des Mittleren Orient; besteht aus angekeimtem Weizen, der gekocht, getrocknet und schließlich zerstampft wird.

[3] Dinkel gehört zur Gattung Triticum. Triticum vulgare, der Weichweizen, wird für die Brotherstellung verwendet. Ferner gibt es Triticum durum: Hartweizen, und Triticum speltum: Dinkel.

scheidet sich vom Weichweizen und Hartweizen dadurch, daß die Spelzen fest mit den Körnern verwachsen sind, wie bei Gerste und Hafer. Bis zum Beginn des 20. Jahrhunderts wurde Dinkel noch häufig in der Schweiz, in Deutschland, Frankreich und einigen anderen Ländern angebaut. Heute finden wir ihn noch in den Alpen und im Massif Central.

Dinkel ist eine interessante Getreideart:

- Dinkel und Weizen haben den gleichen Nährwert,
- Dinkel ist anspruchsloser als Weizen, er wächst auf relativ kargem Boden,
- seine Körner ißt man wie Reiskörner.
- In Rußland, Deutschland und einigen Gebieten Frankreichs war der Roggen jahrhundertelang die wichtigste Getreideart. Er wird oft gemeinsam mit Weizen gesät: das Mengkorn. Roggen enthält zwar etwas weniger Eiweiß als andere Getreidesorten, dafür aber regt er die Blutzirkulation an. Menschen mit sitzender Lebensweise wird er daher empfohlen.
- Der Buchweizen ist ein erstaunliches Gewächs: er unterscheidet sich von den anderen Getreidesorten rein äußerlich durch die Form seines Korns und durch seine botanischen Eigenschaften. Buchweizen ist ein Knöterichgewächs, während alle anderen Getreidearten grasartige Pflanzen sind. Buchweizen stammt aus Asien und kam im Mittelalter nach Europa. Er war lange Zeit eine der wichtigsten Getreidesorten der Bretagne, in Rußland und in ganz Osteuropa. Diese anspruchslose Getreidepflanze gedeiht selbst auf kargstem Boden und erstickt das Unkraut. Buchweizen enthält viele Mineralien, im speziellen Magnesium.
- Die Gerste zählt zu den ältesten vom Menschen angebauten Getreidesorten. Bereits 4000 und 3000 v. Chr. wurde Gerste angebaut und – vor dem Weizen noch – nach Europa importiert. Neben dem Weizen war die Gerste das wichtigste Getreide für die Griechen und Römer. Gerste ist sehr anpassungsfähig bei Kälte und Hitze. Vom Norden Finnlands bis in die Sahara wird sie gebaut. Das Nationalgericht in Tibet, Tsampa, wird aus Gerstenmehl hergestellt. Die Berber Südmarokkos essen hauptsächlich Gerste: »Gerste ist beliebt bei den Berbern, sie verträgt die Trockenheit, wächst auf kargem Boden und ist als Kraftnahrung bekannt (die römischen Gladiatoren bekamen gekochte Gerste als Hauptgericht).«[1]

Gerste enthält viel Vitamin B_3 (auch PP). Keimende Gerste ist reich an Vitamin B_{12} und Vitamin E. Sie wirkt »erfrischend«: darüber lächelt viel-

[1] Aus »Robustesse et alimentation«. Dr. Pierre Parodi, A. F. R. A. N., Nr. 21–22, 1959.

leicht der Wissenschafter, nicht aber der Tierzüchter, denn er weiß, daß mit Gerste die Milchproduktion »angeheizt« werden kann.

● Hafer ist noch nicht so lange bekannt wie Gerste. Die Römer kannten ihn, ebenso die Chinesen vor 3000 Jahren. In Schottland und Nordeuropa war der Hafer bis zum 19. Jahrhundert noch ein Grundnahrungsmittel. Er wächst gut bei feuchtem und kaltem Klima. Hafer enthält von allen Getreidesorten am meisten Eiweiß (13%) und Fette (7%). Sein Mineralgehalt ist hoch, ebenso wie der Vitamin-B-Gehalt. Hafer bringt Kraft, Vitalität und Energie: Er ist für die Bevölkerung kalter Gebiete geeignet, hingegen sollten Menschen mit sitzender Lebensweise ihn nur in geringer Menge essen. Tierzucht: Hafer ist ideal für Pferde (aber Tiere mit wenig Auslauf sollten geringe Mengen bekommen). »Haferbrei macht Männer stark« – so sagt ein deutsches Sprichwort.

● Mais: Bis zum Zeitpunkt der europäischen Kolonisation war der Mais das einzige Getreide in Amerika. Er war das Grundnahrungsmittel der großen Kulturen des Präkolumbischen Amerika, der Inkas, Azteken und Mayas. Heute enthält Mais weniger Eiweiß, weniger Tryptophan und weniger Vitamin B_3 als andere Getreidesorten. Die Zuchtwahl hat die Eigenschaften entscheidend verändert. A.Voisin behauptet, daß ursprünglich der Mais Vitamin B_{12} enthalten habe; im heutigen Mais (mit hohem Ertrag) ist kein Vitamin B_{12} mehr. Früher war auch der Proteingehalt wesentlich höher: der Mais der Indianer enthielt 12 bis 15% mehr Proteine gegenüber den modernen Maiskulturen (nach Albrecht). Wir müssen also auf die alten Maiskulturen, die heute z. B. noch in Savoyen und Norditalien (Polenta) angebaut werden, zurückkehren.

● Hirse wird schon sehr lange in vielen Gebieten Europas angebaut. Sie ist wie Mais klimaanfällig (Hitze und Feuchtigkeit). Hirse wurde nach und nach vom Mais verdrängt. Hirse wird hauptsächlich in Portugal, Spanien, Südfrankreich, Deutschland, Norditalien, Österreich, Ungarn, Ukraine, aber auch im Fernen Osten, vor allem in Nordindien, angebaut. Sie enthält viel Magnesium, Kieselerde, Eisen, Mangan und die Vitamine A und B. Hirse macht weniger dick als Weizen und wirkt nicht so stopfend wie Hafer. Sie ist leicht verdaulich und daher allen Menschen mit sitzenden Berufen zu empfehlen.

4. Eintausend und eine Art der Getreidezubereitung

Neun Getreidearten und hundert verschiedene Zubereitungsmöglichkeiten: wer sagt jetzt noch, daß Getreidekost eintönig sei? Beginnt man mit dieser Ernährungsweise, dann müssen wir überlegen: Welche Getreidesorten sollen wir essen, wie sollen sie zubereitet werden?
Auf die vielseitige Verwendung von Weizen will ich nicht näher eingehen: am bekanntesten sind die unzähligen Brotsorten; dann gibt es noch weniger bekannte Getreidezubereitungen, wie z. B.

- Boulghour: angekeimter Weizen, getrocknet und gemahlen (ein Nationalgericht im Mittleren Osten; es ist schnell zubereitet und wird von allen, die noch nicht an Getreidekost gewöhnt sind, bevorzugt).
- Couscous schmeckt herrlich mit Kichererbsen und frischem Gemüse.
- Teigwaren, die wir selbst herstellen können.
- Weizenkuchen aus Weizenschrot.
- Weizenkeime sind sehr vitaminreich.

Herrlich ist der Vollreis, der auf hunderterlei Arten zubereitet werden kann. Es ist jedoch empfehlenswert, nur biologischen Qualitätsreis zu kaufen; er wird in wenig Wasser gekocht, damit die Körner nicht zusammenkleben. Für Nachspeisen sollte gemischter Vollreis oder klebriger Reis verwendet werden. In jedem Kochbuch finden wir Reisrezepte.

- Dinkel wird für Brot, gemischt mit Weizen- und Roggenmehl, verwendet: ein Drittel Weizen, ein Drittel Roggen und ein Drittel Dinkel ergeben eine herrliche Brotsorte.

– Dinkelkörner werden gekocht wie Reis: sie schmecken herrlich und werden von vielen Menschen dem Reis vorgezogen.
– Dinkelkörner als Suppeneinlage: war früher die Hauptspeise der Bauern in den Südalpen.

- Roggen wird größtenteils zur Broterzeugung verwendet:

– manchmal für reines Roggenbrot,
– öfters aber für gemischtes Brot mit Weizen- und Roggenmehl,
– oder aber gemischt mit Dinkel, Gerste oder Hafer.
Roggenflocken werden Müslis und Suppen beigemengt.

- Buchweizen:

Buchweizenmehl ist typisch für die Bretagne: die Crêpes aus Buchweizen sind eine köstliche Nachspeise mit großem Nährwert; noch dazu sind sie leicht verdaulich. Sie werden von den bretonischen Bauern statt Brot gegessen.

Hier noch eine andere Speise, deren Namen ich nicht kenne:
Wir stellen einen festen Teig aus Buchweizenmehl und Wasser her, füllen ihn in einen Leinensack, den man eine Stunde in kochendes Wasser legt. Der Teig wird dann wieder herausgenommen und in Scheiben geschnitten, die in einer Pfanne gebraten werden: diese Speise schmeckt köstlich!

● Buchweizenkörner: typisch für Rußland und Westeuropa. Die Körner werden geschält (ein Vorgang, der mit allen Buchweizensorten möglich ist) und wie Reis gekocht. Kasha, eine in Rußland und Polen bekannte Speise: die Körner werden vor dem Kochen angeröstet. Kasha schmeckt sehr gut, nur muß man genau auf die Kochdauer achten, und es darf nicht zuviel Wasser verwendet werden.

● Gerste ist wie Dinkel und Hafer von einer Hülse umgeben, die entfernt werden muß. Geschälte Gerste wird als Körnergericht zubereitet. Weiße Gerste gleicht dem weißen Reis und ist ebenso wertlos.

– Geschälte Gerste wird wie Reis oder als Suppeneinlage gegessen.

– Gerstenmehl kann dem Brotteig beigegeben werden. Es wird aber auch für Kuchen, Breie und Suppen verwendet. In alten Rezepten wird empfohlen, das Mehl (oder die Körner) leicht anzurösten, dann ist es besser verdaulich.

– Gerstenflocken: für Müslis, Suppen, trockene Kuchen usw.

● Hafergrieß wird mehr oder weniger fein gemahlen für Suppen und Brei verwendet.

Grobgemahlener Hafergrieß eignet sich gut für Waffeln.

– Haferflocken sind uns allen bekannt: daraus werden Porridge, Müslis, trockener Kuchen, Suppen usw. gemacht.

– Leicht angeröstetes Hafermehl: für Brei und Suppe, aber auch in geringer Menge für Brot.

● Mais:

– Maiskolben können knapp vor dem Ausreifen gegessen werden: sie werden geerntet, solange die Körner noch weich und sämig sind, in heißem Wasser gar gekocht, am Grill oder im Ofen gebraten. Mit etwas Öl oder Butter bestrichen, schmecken sie köstlich; das ist ein Gericht für die Monate September bis November und schmeckt am besten, wenn dafür Zuckermais verwendet wird.

– Aus Maisgrieß wird die Polenta, das Nationalgericht Norditaliens und Savoyens, zubereitet.

In Bresse werden »gaudes«, ein Brei aus geröstetem Maisgrieß, gegessen.

– Maismehl eignet sich für Blechkuchen, Crêpes, Brot und Backwaren, aber auch für Tortillas (Blechkuchen aus Maismehl, Wasser und Salz: das Nationalgericht der Mexikaner).

● Hirsekörner werden geschält gekocht, sie schmecken gut und sind rasch zubereitet. Auch Hirseflocken werden gerne verwendet.

9. Kapitel
Hülsenfrüchte als Ergänzung zur Getreidekost

In diesem Kapitel werden nur die Samenkörner der Hülsenfrüchte besprochen: die Bohnen, Erbsen, Kichererbsen, Saubohnen und Sojabohnen. Wie das Getreide, so nahmen auch die Hülsenfrüchte früher einen wichtigen Platz in der Ernährung der Menschen ein; sie waren als Ergänzung zur Getreidekost ein unentbehrlicher Eiweißspender. Beide haben im gleichen Maße, wie der Lebensstandard anstieg, an Bedeutung für unsere Ernährung verloren. Tierische Proteine haben ihren Platz eingenommen: Fleisch, Eier und Milchprodukte.

1. Hülsenfrüchte in der herkömmlichen Ernährung

Wissenschafter haben festgestellt, daß sich der Mensch schon in der Jungsteinzeit von Hülsenfrüchten ernährte:
In der Türkei wurden Reste von Weizen, Erbsen und Linsen aus dem Jahr 5500 v. Chr. gefunden, in Mexiko rund 6000 Jahre alte Bohnen. Die Anfänge des Anbaus von Hülsenfrüchten und Getreide sind demnach im gleichen Zeitraum zu suchen. Die Ernährungswissenschafter haben in den verschiedenen Erdteilen mehr als 80 Arten von Hülsenfrüchten nachgewiesen.
Die Menge des Verbrauchs und der Anteil in der traditionellen Ernährung sind schwer zu berechnen.
Verschiedene Untersuchungen geben folgende Verbrauchswerte an:
Indien 70 g/Einwohner pro Tag,
Japan 50 g,
Afrika (südlich der Sahara) 40 g,[1]

[1] In bestimmten Regionen Afrikas wird ein bedeutend höherer Verbrauch vermerkt: 100–150 g in Uganda und sogar 300–400 g/Tag in Ruanda.

Lateinamerika 40–70 g.
Diese Mengen, die zwar nur 10–15% der benötigten Kalorienzufuhr darstellen, liegen weit über den aktuellen Werten in den Industrieländern, die zwischen 10 g und 15 g/Einwohner pro Tag variieren (ungefähr 5 g in Frankreich).
Die Hülsenfrüchte sind weltweit verbreitet. Die bekanntesten Sorten sind:
– Sojabohne, dominierend in ganz Südostasien, vor allem in Japan und China;
– Bohnen (Limabohnen, Mungo und die gewöhnlichen Bohnen), Grundnahrungsmittel auf dem amerikanischen Kontinent; werden aber auch in Europa, Afrika und Asien angebaut;
– Niébé, die der Bohne (Phaseolus) ähneln, aber zur Familie der Weinrebenpflanzen zählen, sind vor allem in Afrika verbreitet und werden auch in Asien und Amerika angebaut;
– Linsen, in Europa, Nordafrika, im Mittleren Osten und in Indien;
– Kichererbsen, in den Mittelmeerländern, in Indien, Pakistan und in Südamerika;
– Erbsen (grüne Erbsen, halbe Erbsen), in allen Ländern mit gemäßigtem Klima, namentlich in Europa;
– Saubohnen im Mittelmeerraum und in höheren Lagen in Asien, Afrika und Lateinamerika;
– Erdnüsse, heimisch in Südamerika, werden vor allem wegen ihres Ölgehaltes gegessen.

2. Der außergewöhnliche Nährwert der Hülsenfrüchte

Der besondere Nutzen der Hülsenfrüchte wird von folgenden Eigenschaften bestimmt:
– hoher Proteingehalt (17–25%), meistens doppelt so hoch wie bei Getreide, wobei Soja 36–38% Eiweiß enthält.
– Vorkommen von essentiellen Aminosäuren, in Ergänzung zu den im Getreide enthaltenen. Hülsenfrüchte sind z. B. reich an Lysin, eine Aminosäure, die weniger in Getreide zu finden ist.
Die Hülsenfrüchte enthalten aber auch noch zahlreiche andere wesentliche Nährstoffe, vor allem Vitamine und Mineralsalze (Kalzium, Eisen und Magnesium). Die folgenden Tabellen zeigen auf, daß Hülsenfrüchte reicher an Proteinen, ebenso auch an Kalzium, Eisen, Magnesium und

Nährwert der Hülsenfrüchte und vom tierischen Eiweiß

	Bohnen	Linsen	Reis	Erdnuß	Soja	Rind-fleisch (mager)	Meeres-fisch (mager)	Hühner-ei	Mager-milch-pulver
Wasser (g)	11	11	11	5	8	67	82	74	4
Kalorien	341	346	343	546	335	198	75	163	360
Proteine (g)	22,1	24,2	20,9	25,6	38,0	19,0	16,4	12,4	36
Fettstoffe (g)	1,7	1,8	1,7	43,3	18,0	13,0	0,5	11,7	1,0
Kohlenhydrate (g)	61,4	60,8	62,9	23,4	31,3	0	0	0,9	51,0
Kalzium (mg)	137	56	129	52	208	11	25	50	1235
Eisen (mg)	6,7	6,1	5,8	1,9	6,5	2,3	0,7	2,5	0,9
Vitamin B_1 (mg)	0,54	0,50	0,50	0,84	1,03	0,07	0,05	0,10	0,3
Vitamin B_2 (mg)	0,18	0,21	0,14	0,12	0,30	0,17	0,08	0,30	1,8
Vitamin B_3 (mg)	2,1	1,8	2,3	16,0	2,1	4,0	2,2	0,1	1,0

Zusammensetzung der wichtigsten Hülsenfrüchte (Frankreich)

	Linsen	Bohnen	Kicher-erbsen	Ge-trocknete Erbsen	Soja-bohne	Erdnüsse	Saubohne	Lupine	Azuki
Kalorien (p/100 g)	334	331	361	341	423	547	343	407	325
Proteine %	24,5	20,2	18	23,8	35	23	23,4	44,3	25,3
Fettstoffe %	1,3	1,6	5,0	1,4	18,1	40	2,0	16,5	0,6
Mineralstoffe (mg/100 g)									
Ca	60	122	150	67	254	68	90	90	252
P	412	415	375	342	583	420	–	–	–
Mg	79	140	–	123	238	–	–	–	–
Fe	7,8	6,4	7	5,8	8	2,3	3,6	6,3	7,6
Cu	0,6	0,9	–	0,7	0,9	–	–	–	–
Vitamine (mg/100 g)									
A	0,17	0,2	–	0,11	0,03	–	0,17	Spuren	0,03
B_1	0,50	0,58	0,4	0,82	1,0	–	0,54	0,28	0,57
B_2	0,25	0,2	0,18	0,25	0,36	–	0,29	0,50	0,18
B_3	2	2,1	1,5	3,1	3,5	–	2,3	2,6	3,2
C	4	2	–	2	Spuren	–	4	–	–

Vitamin B_1, sind als Fleisch, Fisch und Eier. Trotz ihres außergewöhnlichen Nährwertes raten manche Diätetiker von ihrer Verwendung ab. Folgende wesentliche Vorwürfe werden angeführt:

1. Das Vorkommen von unverdaulichen oder schwerverdaulichen Substanzen bei rohen Hülsenfrüchten: Saponin, Glykosid, Alkaloide, Eiweiß-

Phytin-Verbindungen, Hemizellulose, antitrypsinische Substanzen. Deshalb werden Hülsenfrüchte als unverdaulich, sogar als giftig bezeichnet, wenn sie in zu großen Mengen gegessen werden.
2. Sie enthalten Purin, eine organische Verbindung, die zur Bildung von Harnsäure führt, wobei Harnsäure ein Ausscheidungsprodukt ist, das bei Überproduktion besonders die Steinbildung beschleunigen kann.
Wie sind diese Vorwürfe zu beurteilen?
1. Fast alle angeführten unverdaulichen Substanzen werden durch Kochen oder durch Einweichen zerstört.
2. Purin ist weitaus weniger in Hülsenfrüchten als in Fleisch enthalten: Linsen und Bohnen: 0,075% gegenüber Huhn: 0,15%, oder Beefsteak: 0,24%.
Außerdem enthalten zahlreiche andere Pflanzen kleine Mengen von Purin (Vollkornbrot: 0,04%).
Die Ausscheidung von Purin scheint faktisch, wenn die Dosis gering ist, ohne die Gefahr eines Purinstaus normal zu verlaufen.
3. Die Sojabohne ist besonders interessant. Sie hat den Ruf der unverdaulichsten Hülsenfrucht. Roh verzehrt, bewirkt sie bei Ratten Leberschäden. Nun aber ist die Sojabohne seit Jahrtausenden eines der Hauptnahrungsmittel in ganz Südostasien, wird dort aber niemals roh oder gekocht, selten auch als Bohne gegessen. Wenn man von Soja spricht, müssen die traditionellen Zubereitungsweisen, ganz besonders die Gärung, in Betracht gezogen werden. Wie wir später sehen werden, werden Sojabohnen fast immer vergärt. Durch die erhöhte Verdaulichkeit und die Beseitigung der Giftstoffe wird der Nährwert erheblich verbessert.
4. Einmal mehr scheint eine kritische Betrachtung der Theorien und Rückschlüsse angebracht, die nur auf der chemischen Analyse eines Nahrungsmittels basieren oder von ungenauen ernährungswissenschaftlichen Versuchen abgeleitet werden. Hülsenfrüchte werden seit Menschengedenken in allen Ländern der Welt gegessen, ohne daß je schädliche Wirkungen festgestellt werden konnten – abgesehen von Sonderfällen, wo bei Hungersnot gewisse Hülsenfrüchte, wie z. B. Wicke und Saubohne, die Haupternährung bildeten.
5. Die Verwendung von Hülsenfrüchten muß sich nach den Erfahrungswerten richten, die seit Jahrtausenden weltweit Gültigkeit haben:
– sie sollen mit Maß gegessen werden,
– sie müssen lang genug eingeweicht und gekocht werden,
– bei manchen muß die Schale entfernt werden (einige Erbsensorten, Sau-

bohnen und andere Bohnen) oder, wie im Fall der Sojabohne, eine Vergärung erfolgen.

6. Zahlreiche Versuche bei Kindern, die an Kwashiorkor (Ödem auf Grund von Eiweißmangel) erkrankt waren, haben bewiesen, daß zur Bekämpfung dieser Krankheit Hülsenfrüchte ebenso wirksam sind wie entrahmte Milch.

Als Beispiel sei ein Bericht aus Südmarokko angeführt: »Der Fall von zwei Kleinkindern (12 bzw. 17 Monate alt), die mit Mangelödemen ins Spital eingeliefert wurden, ist besonders kennzeichnend. Sie wurden von uns ausschließlich mit einem Gemisch aus Gerste und Linsen ernährt; die Gerste als Brei, aus leicht angeröstetem und gesalzenem Mehl zubereitet, der mindestens eine halbe Stunde in Wasser gekocht wird; die Linsen nach längerer Kochzeit püriert. Täglich haben wir dem Gerstenbrei vor dem Kochen leicht gerösteten Sesam (2 bis 10% der Gerstenmehlmenge) sowie einige Kaffeelöffel von Karottensaft beigemengt. Die Gerste wurde einige Male als gut gekochtes Couscous serviert. Bei dieser Diät konnten wir den Rückgang der Ödeme innerhalb von zehn Tagen ohne jegliche Zuhilfenahme von tierischen Proteinen beobachten.

Die Bekömmlichkeit von Getreide und Hülsenfrüchten hängt im wesentlichen von der Zubereitung ab. Es ist oft notwendig, daß bei verdauungsschwachen Patienten die Speisen, selbst in Breiform, lang gekocht werden müssen oder daß die Getreidekörner vorher etwas angeröstet werden, um sie zu dextrinieren. Man kann sie auch vor dem Kochen rasch in etwas Fett anbraten, was die Assimilation nicht nur der Stärke, sondern auch der pflanzlichen Proteine beeinflußt. Bei Kauschwierigkeiten und Blähbeschwerden sollten das Getreide und die Hülsenfrüchte als Brei gereicht werden.«[1]

3. Die in Frankreich angebauten Hülsenfrüchte

Schon im Altertum waren Linsen (Lens esculata) eine geschätzte Speise. In den ägyptischen Gräbern der 12. Dynastie hat man diese Hülsenfrüchte gefunden. Linsen sind das erste in der Bibel erwähnte Gemüse. Heute werden sie in der ganzen Welt angebaut. Linsen gelten als eine der am

[1] Auszug aus »L'alimentation normale« (Publikation von A. F. R. A. N., Paris 1959)

leichtesten verdaulichen Hülsenfruchtsorten. Sie werden meistens als Linsengericht, mit Vorliebe gemischt mit Getreide, oder auch als Suppeneinlage gegessen.
Die Bohnen sind von der amerikanischen Ernährung nicht wegzudenken. Sie werden auf diesem Kontinent seit mindestens 6000 Jahren angebaut. Wie uns die Berichte der Eroberer bestätigen, nahmen die Bohnen in einigen Regionen Amerikas einen besonderen Stellenwert in der Ernährung der Einheimischen ein. Giovanni Verazzano, der erste Europäer, der die Küste von Neuengland betrat, berichtete 1524:
»Ihre normale Kost bestand aus Bohnen, von denen sie große Vorräte anlegen; die Bohnen unterscheiden sich durch ihre Farbe und ihren angenehmen Geschmack von unseren Bohnen.«
Die gewöhnliche Bohne (phaseolus vulgaris) wurde in Europa erst im 16. Jahrhundert eingeführt. Anfangs als Luxusnahrungsmittel angesehen, verlor sie bis in unsere Tage immer mehr an Beliebtheit und gilt eher als ein billiges Produkt für Massenausspeisungen.
Dieser schlechte Ruf ist leicht aufzuklären: Man wollte aus der Bohne ein nahrhaftes und billiges Grundnahrungsmittel machen, aber nicht als Ergänzung zum Getreide.
– Die neugezüchteten, besonders ertragreichen Sorten sind sehr mehlig und von mittelmäßiger Qualität.
– Oft läßt die Zubereitung zu wünschen übrig.
– Wir haben das richtige Kauen verlernt; daher die unvollständige, schlechte und quälende Verdauung als Folgeerscheinung.
Heutzutage findet man sehr schwer schmackhafte und leichtverdauliche Sorten. Die kleineren Bohnen sind allgemein die besten.
In Europa ißt man üblicherweise die ganzen Bohnen, wohingegen sie in Amerika, Afrika, Indien auch als Püree oder Teig aus gekochten Bohnen zubereitet werden. Gerade dieser Teig eignet sich für eine Vielzahl von Zubereitungsweisen, wovon hier ein paar Beispiele angeführt werden:
– Lateinamerika: Bohnenteig, auf Tortillas (Maiskuchen) aufgestrichen.
– Afrika: Bohnenteig, manchmal frittiert oder mit Öl zubereitet und in Wasser gekocht, oder auch gedämpft.
– Indien: eine traditionelle Zubereitungsart durch Gärung von Reis (oder Weizen) und Bohnen. Reis und Bohnen werden zuerst separat eingeweicht, dann zermahlen oder zerdrückt. Danach wird das Ganze vermischt (allgemein 3 Teile Reis, 1 Teil Bohnen), gesalzen, der Teig muß über Nacht ruhen.

Wird der Teig gedämpft, so heißt die Speise »Idli«. Im Backofen oder in der Pfanne gebraten, erhält man »Dhosai«.
Die Azukis, empfohlen von den Makrobiotikern, gelten als sehr schmackhafte kleine Bohnen, die zur Familie der Phaseolus angularis gehören.
Überreste von Erbsen (Pisum sativum) sind bei Ausgrabungen einer Steinzeitsiedlung (4500 v. Chr.) in der Schweiz und ebenso in den ägyptischen Gräbern der präpharaonischen Zeit entdeckt worden. Üblicherweise aß man vor allem Trockenerbsen, hierzulande bekannt unter dem Namen »Spalterbsen«. Erbsensuppe und Erbsenpüree waren sehr beliebte Speisen. Erst seit dem 17. Jahrhundert werden auch frische Erbsen gegessen. Warum sind Trockenerbsen fast vollständig vom Speisezettel verschwunden? Vielleicht ist die zeitaufwendige Zubereitung (lange Kochzeit, Pürieren) schuld daran? Ich persönlich finde es jammerschade, denn eine gute Erbsensuppe ist und bleibt eine köstliche Sache.
Die Kichererbse (Cicer arietinum) kennt man im Mittelmeerraum seit dem Altertum. Von dort aus verbreitete sich der Anbau bis nach Indien und Ostasien. Sie zählt zu den wichtigsten Hülsenfrüchten der Mittelmeerländer, wo sie der unentbehrliche Bestandteil für Couscous sind. Als ganze Erbsen zubereitet, schmecken sie großartig und sind leicht verdaulich. In der Region von Nizza verwendete man früher viel Erbsenmehl, aus dem kleine Galettes gebacken wurden. Noch heute ißt man in der Altstadt von Nizza die »soccas«, dicke Pfannkuchen.
Saubohnen (Vicia faba) wurden in einem Gefäß aus der Bronzezeit in der Schweiz gefunden. Sie waren aber auch den Ägyptern, Griechen und Römern bekannt, dürften jedoch nicht allzu beliebt gewesen sein. Der Genuß von Saubohnen kann Favismus hervorrufen, eine Krankheit, die wahrscheinlich mit einer biochemischen Anomalie bei den Erkrankten zusammenhängt. Pythagoras hat seinen Schülern verboten, Saubohnen zu essen. Bedeutet dies, daß die Saubohnen nicht den gleichen Nährwert wie andere Hülsenfrüchte haben? Frisch verzehrt, finden wir sie köstlich und sehr leicht verdaulich. Getrocknet muß man sie erst von ihren schwer verdaulichen Schalen befreien; dennoch sollte man nur geringe Mengen konsumieren.
Die Sojabohne nimmt eine Sonderstellung ein:
1. Ihr Proteingehalt ist besonders hoch: 36–38% gegenüber 18–25% bei anderen Hülsenfrüchten.
2. Sie wird im Fernen Osten schon seit Tausenden von Jahren gegessen;

in der westlichen Welt kennt man sie jedoch erst seit der Jahrhundertwende.
3. Sie eignet sich für eine Vielfalt von Zubereitungsmöglichkeiten: Miso, Tamari, Tempeh, Natto, Tofu usw. Gewisse Zubereitungen, wie Tamari (oder Shoyu), verlangen eine jahrelange Gärung.
4. Im Gegensatz zu anderen Hülsenfrüchten werden Sojabohnen selten als Ganzes konsumiert.

Bevor wir die wichtigsten Zubereitungsarten auf Sojabasis erwähnen, müssen wir uns noch folgende Frage stellen: Welche Stellung soll der Sojabohne in unserer Ernährung eingeräumt werden? Eine schwierige Frage, denn welche Kriterien sollen wir anwenden?

Wenn man nur die traditionelle europäische Ernährungsweise als Beurteilungsgrundlage nähme, müßte man die Sojabohne und manch anderes Lebensmittel ausscheiden. Nahrungsmittel aus anderen Ländern und Erdteilen zu importieren, ist an sich ganz gut: nur sollten damit heimische Lebensmittel nicht überschwemmt oder verdrängt werden.

Berücksichtigt man die Bedeutung der Sojabohne, insbesondere was ihren Eiweißgehalt sowie die vielfältigen kulinarischen Anwendungsmöglichkeiten betrifft, so ist es also ratsam, unsere Kost damit anzureichern, ohne daß die Sojabohne deshalb andere Hülsenfrüchte verdrängen sollte.

Einige traditionelle Zubereitungsweisen der Sojabohne:

Die Sojasauce (auch Tamari oder Shoyu), bekannt in zahlreichen Varianten, wird vor allem in Japan und in China sowie in anderen fernöstlichen Ländern sehr häufig verwendet. Die langwierige und komplexe Gärung basiert auf Pilzen, Bakterien und Hefe.

Shoyu wird aus Sojabohnen mit Zusätzen von Weizen und Salz hergestellt. Die Sojabohnen werden mehrere Stunden lang gekocht und danach mit vorher geröstetem und gemahlenem Weizen vermengt. Nach Beigabe von Sporen des Aspergillus oryzae (Schimmelpilz) erfolgt die Lagerung des Gemisches in warmer und feuchter Luft.

Nach Entstehen von Schimmelpilzen schüttet man die Masse, der eine Salzlösung hinzugefügt wurde, in große Krüge, in denen sich die Gärung während 2–3 Jahren fortsetzt. In dieser Zeit wird das Gemisch regelmäßig umgerührt: In den Sommermonaten durchschnittlich zweimal täglich; im Winter alle zwei bis vier Tage. Nach abgeschlossener Gärung wird die Flüssigkeit gefiltert, und man erhält Shoyu. Diese Sojasauce enthält 6–7% Proteine sowie zahlreiche Vitamine (vor allem der B-Gruppe; eingeschlossen Vitamin B_{12}, das in einer vegetarischen Kost oft nur ungenügend enthalten ist). Der Pro-Kopf-Tagesverbrauch von Sojasauce in Japan wird mit rund 70 ml angegeben. Shoyu – in Frankreich unter dem Namen Tamari bekannt – ist sehr schmackhaft und wird zum Würzen von Getreide, Gemüse und Salaten verwendet.

Miso oder Sojateig, wie Shoyu ein Grundnahrungsmittel in Japan, ist mindestens seit 2000 Jahren bekannt. In China ist Miso weniger verbreitet. Es wird aus Reis oder Gerste zusammen mit Sojabohnen hergestellt. Erst werden die Sojabohnen und der Reis (oder die Gerste) gekocht und danach zusammen gemahlen. Dem Gemisch werden, wie bei der Shoyu-Zubereitung, Aspergillus oxyzae beigemengt und dann in warmer und feuchter Luft zwei Tage lang gegoren. Anschließend wird Salz hinzugefügt und die Gärung des Gemisches in Holzbehältern für die Dauer mehrerer Monate, selbst mehrerer Jahre, fortgesetzt. Miso, das rund 10% Proteine enthält, existiert in zahlreichen Varianten und wird besonders in Suppen und Saucen verwendet.

Natto, das vor allem in Japan hergestellt wird, entsteht durch Gärung der ganzen Sojabohnen, wobei Bacillus-subtilis-Kulturen (Heubazillus) angesetzt werden. Dies ist ein sehr altes Verfahren und soll von buddhistischen Mönchen erfunden worden sein. Die Bohnen werden eingeweicht, gekocht und mit Pilzkulturen angesetzt. Dann wird die Masse, in Blätter gewickelt, bei 40 Grad Wärme in Kiefernholzbehältern gegoren.

Hamanatto, koreanischen Ursprungs, wird aus gekochten Sojabohnen hergestellt, mit Weizenmehl bestreut (oder gerösteter Gerste); danach werden Schimmelpilze zugeführt. Nachdem Salzwasser hinzugefügt wurde, läßt man das Gemisch mehrere Monate gären.

Aus Indonesien kennen wir Tempeh, das durch Gärung mit Hilfe von Rhizopus oxyzae (Schimmelpilz mit Endosporen) hergestellt wird. Den zuerst gekochten und anschließend pürierten Sojabohnen werden Pilzkulturen des Rhizopus oxyzae in Form von ein wenig Tempeh, das von einer früheren Zubereitung zurückbehalten wurde, zugefügt. Der Sojabrei wird daraufhin in Bananenblätter gewickelt, worin er 24 Stunden gärt. Diese Zubereitung enthält 25% Proteine, wovon mehr als die Hälfte unter Wirkung der Pilzkulturen in direkt assimilierbare Aminosäuren umgewandelt wurden.

Tofu oder Sojadickmilch, sehr bekannt in China und Japan, wird wie folgt zubereitet: die Sojabohnen werden gewässert und eingeweicht, danach zermahlen. Das Produkt wird gefiltert; man erhält Sojamilch und eine feste Substanz (Okara). Die Sojamilch wird mit Hilfe eines Gerinnungs-

bzw. Auflockerungsmittels gestockt. (Dabei verwendet man traditionsgemäß Nigari, eine aus Meersalz gewonnene Substanz, die hauptsächlich Magnesiumsulfat und Magnesiumchlorid sowie zahlreiche Spurenelemente enthält.) Auch Kalziumsulfat kann dazu verwendet werden. Die Dickmilch wird abgegossen und ausgepreßt. Der weiße Tofu findet bei vielen Speisezubereitungen Verwendung (besonders geeignet für Suppen) und dient selbst manchmal zur Herstellung von »Sojakäse«-Sorten, die geschmacklich einigen französischen Käsesorten ähneln.

In China nennt man diese Käse »chou tofu«, was soviel wie »riechende Dickmilch« bedeutet. Im Gegensatz zu den oben beschriebenen Sojaprodukten kann Tofu sehr leicht zu Hause zubereitet werden.

Die Samenkörner anderer, in Frankreich angebauter Hülsenfrüchte eignen sich zum Essen, obwohl sie nur selten verwendet werden.

– Die Saat-Platterbse (Lathyrus sativue) wird hauptsächlich in Indien, aber auch im Mittelmeerraum sowie in Frankreich angebaut. Sie dient in Indien oft als Reservenahrungsmittel in Zeiten von Hungersnot, da sie besonders trockenheitsbeständig ist.

– Lupine (Lupinus albus), schon von den Römern angebaut, ist auch heute noch ein Bestandteil der Ernährung in einigen Regionen Südeuropas. In Frankreich erhält man sie in einigen Spezialgeschäften, die hauptsächlich nordafrikanische Produkte führen. Lupine zeichnet sich besonders durch ihren hohen Proteingehalt aus; dieser ist mindestens ebenso hoch wie jener der Sojabohne (35–45% gemäß den verschiedenen Untersuchungen).

Lupine, deren Zusammensetzung sehr der Sojabohne ähnelt, könnte sich vielleicht für die Zubereitung von gegärten Produkten wie Tamari oder Miso eignen.

Luzerne (Medicago sativa), die weltweit bekannte Futterpflanze, wird oft als Keimling von Vegetariern in den USA gegessen. Die einige Zentimeter langen, sehr vitaminreichen Keimlinge schmecken sehr gut.

Bockshornklee (Trigonella foenum graecum) ist mehr als Heilpflanze denn als Nahrungsmittel bekannt.

In Nordafrika, im Nahen Osten und in Indien werden die Samenkörner häufig als Gewürz verwendet. In einigen Ländern wird Bockshornklee gleichermaßen stillenden Müttern wie auch Säuglingen verabreicht. Er findet auch arzneiliche Anwendung bei Magenbeschwerden.

10. Kapitel
Die richtige Verwendung von Gemüse und Früchten

1. Gemüse

Gemüse ist nach Getreide und Hülsenfrüchten die drittwichtigste Nahrungsmittelgruppe der Welt. Dem Begriff »Gemüse« wird viel zugeordnet, und wenn davon gesprochen wird, daß wir mehr Gemüse essen sollten, müßten die einzelnen Gemüsesorten genauer angegeben werden. Es gibt z. B. keinerlei Gemeinsamkeit zwischen der Kartoffel und dem grünen Salat.

Gemüse wird in vier Gruppen unterteilt:

- Knollengemüse: dazu gehören die Kartoffel, Topinambur, süße Kartoffel, Yamwurzeln, Maniok, Taro; sie alle haben einen erhöhten Stärkegehalt.
- Wurzelgemüse: Karotten, Steckrüben, Pastinak, Radieschen, rote Bete.
- Fruchtgemüse: Tomaten, Auberginen, Paprika, Kürbis, Melonen.
- Blattgemüse: Kohl, Kopfsalat, Endivien-, Pflück- und Schnittsalat, Spinat, Mangold, Lauch.

Der Gemüseanbau ist genauso alt wie der Getreideanbau, aber die Gemüsesorten, die gegessen werden, variierten im Laufe der Zeit. Einige kennt man in Europa seit langem, so z. B. Karotten, Zwiebeln, Kohl, Lauch, Knoblauch, Rapunzel, Radieschen, Schwarzwurzel, Auberginen (Eierfrüchte), Gurken und Paprika. Die Tomate und die Kartoffel sind erst viel später – aus Amerika – eingeführt worden. Frische Erbsen und grüne Bohnen ißt man bei uns erst seit dem 19. Jahrhundert, obwohl man sie im getrockneten Zustand schon lange kannte.

Erstaunlich ist der Platz, den heute die Kartoffel in Europa einnimmt. Ende des 18. Jahrhunderts wurde sie nach Frankreich importiert, im

Jahre 1925 wurde ein durchschnittlicher Verbrauch von 178 kg pro Jahr und Person für Frankreich errechnet, das ergibt ein Pfund pro Tag und Person; und 1974 waren es vergleichsweise 94 kg pro Jahr. In der BRD (1976): 73 kg, in Österreich 65 kg. Die Kartoffeln haben im Laufe der Zeit das Getreide verdrängt und wurden letztlich selbst von »edleren« Lebensmitteln – wie Fleisch, Milchprodukten, Gemüse und Obst – »entthront«.

Das Knollengemüse hat das Getreide nicht nur in Europa, sondern auf einem Drittel der Welt verdrängt.

Kann eigentlich eine Klassifizierung der Gemüsesorten vorgenommen werden? Kann gesagt werden, von welchen wieviel gegessen werden soll? Auch darüber gehen die Meinungen auseinander, und ich beschränke mich auf einige Bemerkungen.

– Die Kartoffeln (und alle Knollen) sind meiner Meinung nach nur begrenzt wertvoll: sie enthalten viel Stärke und, im Gegensatz zu Getreide, nur wenige Proteine. Der Mineralienaufbau ist unausgewogen: im Vergleich zum Getreide mehr Pottasche, sechsmal weniger Phosphor, fünfmal weniger Magnesium und viermal weniger Eisen. Das Knollengemüse, dem Menschen schon lange bekannt, ist leicht anbaubar und ergiebiger als Getreide, hat aber vor dem Industriezeitalter niemals das Getreide von seiner Vorrangstellung verdrängt. Das beweist, daß die Menschen genau beobachteten und intuitiv gespürt haben, daß das Knollengemüse nicht als Grundnahrungsmittel dienen kann. Damit soll nicht gesagt werden, daß wir keine Knollen essen sollen; wir sollten sie jedoch nur mäßig essen.

Für das Grüngemüse kann nur schwer eine Rangordnung aufgestellt werden. Gemüse mit hohem Mineralsalz- und Vitamingehalt ist nicht unbedingt das beste. Drei Sorten sind sehr wertvoll und müssen gesondert erwähnt werden:

1. Der Kohl wurde bereits im Altertum angebaut und war lange Zeit die am meisten gegessene Grüngemüsesorte Europas. Er enthält mehr Zucker und Eiweiß als die meisten anderen Gemüsesorten. Sein Vitamin-C-Gehalt ist sehr hoch, höher als der einiger Orangensorten. Außerdem enthält er viel Jod und Eisen. Wir können ihn, ob frisch, gekocht oder eingesäuert, fast während des ganzen Jahres essen.

Grünkohl, Rosenkohl, Blumenkohl, Broccoli, Wirsingkohl, Chinakohl, Kohlrabi: hunderterlei Zubereitungsarten. Es gibt Leute, die behaupten,

daß sie Kohl nur schwer vertragen: sie kaufen sicherlich Kohl, der mit stark stickstoffhaltigen Düngemitteln behandelt wurde.
2. Die Zwiebel wurde bereits von den Römern und Ägyptern geschätzt. Ihre Heilwirkung war schon im Altertum bekannt. Sie hat, wie der Kohl, einen hohen Zucker- und Vitamingehalt und kann gekocht, roh oder fermentiert während des ganzen Jahres gegessen werden. Daß die Zwiebel vielseitig verwendbar ist, ist allgemein bekannt.
3. Der süße Kürbis war früher für viele Völker ein wichtiges Nahrungsmittel. In Nordamerika haben die Indianer den süßen Kürbis mit Mais, Bohnen und normalem Kürbis angepflanzt. Und auch heute noch wird er in mediterranen Ländern zusammen mit Mais angebaut. In Japan kennt man den süßen Kürbis, der von der Insel Hokaïdo stammt, schon sehr lange.
Der süße Kürbis hat nicht sehr viel gemeinsam mit den anderen, bei uns wachsenden Kürbisarten, denn er ist kleiner, hat eine feste, orangefarbene Schale, und sein Geschmack übertrifft bei weitem den des großen Kürbis.[1] Außerdem ist er auch viel nahrhafter: er besteht aus 20% Trockenmaterie (gegenüber 8% bei anderen Kürbissorten), er enthält viel Karotin (Provitamin A): 17,6 mg auf 100 g gegenüber nur 8 mg in einer Karotte und 2 mg im normalen Kürbis. Diese Kürbisart bleibt bis zum Frühjahr frisch (April–Mai) und ist im Winter ein herrliches Gemüse mit hohem Nährwert.
Auch Karotten, Lauch und viele andere Grüngemüsesorten (je nach Jahreszeit) sollten sehr häufig gegessen werden. Viele Ernährungswissenschafter warnen uns jedoch vor säurehältigem Gemüse, z. B. vor Tomaten, Sauerampfer, Rhabarber; sie sollten nur sehr mäßig genossen werden.

2. Früchte

Früchte werden allgemein als hervorragende Lebensmittel gewertet. Einige »Schulen« warnen uns jedoch vor zu reichlichem Genuß von Früchten, und ein paar Sorten sollen sogar gemieden werden.
● Dr. Carton und seine »Schüler« warnen uns vor sauren Früchten, vor allem vor den Zitrusfrüchten.

[1] Es gibt italienische Kürbisarten, die im Geschmack und Nährwert dem süßen Kürbis ähnlich sind.

- Die ökologisch orientierten »Richtungen« empfehlen ausschließlich Früchte aus tropischen Gebieten oder aus Gebieten, deren Klima sich von unserem unterscheidet.
- Der Makrobiotiker warnt ebenfalls vor zu hohem Früchtekonsum und empfiehlt uns, nur Fruchtsorten unserer Regionen zu essen.

Rückblickend sei gesagt, daß der Mensch vor dem Getreide und Gemüse bereits Früchte gegessen hat.

Bei den meisten seßhaften Völkern waren Früchte nur eine Zusatznahrung. Ausnahmen sind bekannt, so z. B.

- in den Oasen der Sahara waren Datteln schon immer die Grundnahrung;
- die Hounzas haben angeblich große Mengen getrockneter und frischer Aprikosen gegessen;
- im Massif Central wurden im Winter sehr viel Maronen gegessen;
- in allen tropischen Regionen waren Bananen die Grundnahrung. Sie wurden jedoch fast nur gekocht gegessen. Die Banane hat fast ebensoviel Stärke wie die Edelkastanie und gleicht in der Zusammensetzung dem Getreide. Folgende Früchte sind bereits seit langem fast überall bekannt:
- Walnüsse, Haselnüsse, Mandeln, Weintrauben, Äpfel, Birnen, Pflaumen, Melonen, Feigen usw.

Hingegen wurden die heute beliebten Zitrusfrüchte früher kaum gegessen. Abgelehnt werden manche Früchte wegen ihres Säure- und Oxalsäuregehaltes.

Dr. Carton und andere Ernährungswissenschafter behaupten, daß saures Obst entmineralisierend wirke. Diese Ansicht wird angefochten. Die übermäßige Zufuhr von Oxalsäure kann zur Bildung von Oxalatsteinen führen (Harn- und Nierensteine).

Zu den säurehältigsten Obstsorten (pH-Wert unter 3) gehören die Zitronen, die schwarzen und die roten Johannisbeeren und die Blaubeeren.

Orangen, Johannis-, Erd- und Brombeeren haben einen hohen Oxalsäuregehalt: sie sollten nur in geringen Mengen genossen werden. Erfahrungsgemäß sollten wir vor allem den Konsum von Zitrusfrüchten einschränken: sie werden das ganze Jahr am Markt angeboten, sind billiger als anderes Obst und werden oft als Saft getrunken. Man fragt sich also, warum Diätetiker diese Früchte so hoch bewerten: sie heben den hohen Vitamin-C-Gehalt hervor, aber viele andere unserer Obst- und Gemüsesorten enthalten ebensoviel Vitamin C.

Obst- und Gemüsesorten mit hohem Vitamin-C-Gehalt (mehr als 50 mg/kg) (Gehalt in mg/pro kg)

Obst		Gemüse	
Goyaba	250	Petersilie	197
Schwarze Johannisbeere	160	Estragon	120
Zitrone	65	Sauerampfer	120
Erdbeere	60	Paprika	120
Mango	60	Brokkoli	118
Orange	60	Meerrettich	100
Papaya	60	Piment	100
		Kresse	80
		Rosenkohl	80
		Blumenkohl	72
		Fenchel	65
		Rotkohl	60
		Kerbel	60
		Grünkohl	50
		Spinat	50

1. Die Edelkastanie ist ein Sonderfall: sie enthält viel Stärke und ist in ihrer Zusammensetzung dem Getreide ähnlicher als dem Obst. Getrocknet kann sie während des ganzen Jahres gegessen werden.
2. Ölhaltige Früchte, wie Mandeln, Walnüsse, Haselnüsse, Oliven, haben einen auffallend hohen Fettgehalt (Haselnüsse enthalten mehr als 60% Fett). Wir sollten diese Früchte daher nur in kleinen Mengen essen. Im Winter ergänzen sie den Energiebedarf des Organismus. Mandel- oder Haselnußmasse sind – bei maßvoller Verwendung – ein günstiger Ersatz für die Butter auf dem Brot.
3. Äpfel können fast während des ganzen Jahres gegessen werden. Das gilt für unwahrscheinlich viele Sorten. Ihre Zusammensetzung unterscheidet sich kaum von der anderer Obstsorten. Seit langem schätzt man den Apfel: »Einmal täglich einen Apfel vertreibt den Arzt«, so lautet ein englisches Sprichwort. Der Apfel hat eine besonders ausgewogene Zusammensetzung: er ist leicht verdaulich und wird roh von allen – von Kranken: hauptsächlich gekocht – gut vertragen. Der Vitamin-C-Gehalt liegt etwa bei 9 bis 10 mg pro kg, kann aber je nach Sorte und Anbauverhältnis von 5 bis 50 mg variieren. Denken wir doch an den heute so beliebten Golden Delicious: er hat mit 8 mg/kg einen besonders niedrigen Vitamin-C-Gehalt.

4. Die Weintraube gehört zu den ältesten und bekanntesten Obstsorten der Welt. Sie wird oft als »Königin der Früchte« bezeichnet und hat außerordentlich blutreinigende Eigenschaften. Es gibt Ernährungswissenschafter, die eine Weintraubenkur zum Abnehmen empfehlen. Die Weintraube ist jedenfalls, soviel ich weiß, die einzige Obstsorte, die zur Kur lange Zeit mit Erfolg gegessen werden kann: die Trauben müssen natürlich reif und unbehandelt sein.

Getrocknete Weintrauben als Zuckerersatz in Kuchen oder Müsli sollten wegen des hohen Zuckergehaltes maßvoll verwendet werden. Achtung vor Sorten, die mit Schwefeldioxyd behandelt wurden.

5. Getrocknete Pflaumen und Aprikosen schmecken auch im Winter gut, aber auch sie haben einen hohen Zuckergehalt.

Zusammenfassend sei gesagt:

- wir sollten nur Obst der jeweiligen Jahreszeit und Region, in der wir leben, essen;
- geben wir doch den naturbelassenen gegenüber den ertragreichen Sorten – die meist geschmacklos sind – den Vorrang;
- die ganze Frucht soll gegessen werden, nicht nur der Saft, der meist künstlich haltbar gemacht worden ist;
- nur gelegentlich Zitrusfrüchte und südländische Obstsorten.
- Äpfel sollten wir während des ganzen Jahres essen (außer im Sommer), gelegentlich sollten wir auch eine Weintraubenkur machen.
- Unterwegs, beim Spazierengehen, sollten wir wildwachsende Früchte essen: sie sind meist vitaminreich und kosten nichts.
- Beobachte deinen Organismus, und dann wirst du wissen, welches Obst in welchen Mengen für dich gut ist!

11. Kapitel
Tierische Produkte, verschiedene Nahrungsmittel und Getränke

1. Tierische Produkte

Zum Thema »Fleisch« gibt es nichts als Widersprüche. Soll der Mensch nun alles essen, wie allgemein angenommen wird, oder soll er Vegetarier werden, wie uns einige Ernährungswissenschafter versichern?
Erörterungen zu diesem Thema würden freilich den Rahmen dieses Buches sprengen, dennoch muß folgendes dazu gesagt werden:
1. Wir essen zu viel Fleisch. Der durchschnittliche Jahreskonsum liegt bei 100 kg pro Person. Zu viel Fleisch schadet der Gesundheit und dem Haushaltsetat.
2. Das Fleisch stammt immer öfter von Kälbern, Hühnern und Schweinen, die nach den modernen, unsinnigen Tierzuchtmethoden gefüttert werden: Schadstoffzusätze in der Aufzucht ergeben eine schlechte Fleischqualität; die Tiere werden durch die unnatürliche Haltung »mißhandelt«.
3. Bewiesen ist, daß Fleisch zu ersetzen ist: alle essentiellen Proteine können dem Organismus durch Pflanzenkost, Eier und Milchprodukte zugeführt werden.
4. Hoher Fleischkonsum ist ein Luxus, der nur in reichen Ländern denkbar ist: um die gleiche Eiweißmenge zu bekommen, hat die Produktion von tierischem Eiweiß den Nachteil, daß sie 5- bis 10mal mehr Anbaufläche und Energieaufwand erfordert als die Produktion von pflanzlichem Eiweiß.
5. Anderseits erscheint es mir nicht beweisbar, daß – entgegen den Ansichten der meisten Vegetarier – ein maßvoller Konsum von Qualitätsfleisch gesundheitsschädlich sein soll.
Zusammenfassend bin ich der Meinung,

- daß wir wenig Fleisch essen sollten, also nicht öfter als zwei- oder dreimal wöchentlich,
- und dann nur Fleisch guter Qualität: Hammelfleisch ist normalerweise ein »reineres« Produkt als Kalb- und Schweinefleisch sowie Geflügel.
- Wir sollten nur absolut frisches Fleisch essen: sobald das Fleisch zu verfaulen beginnt, wird es giftig. Dieser Prozeß geht sehr rasch vor sich und beginnt lange, bevor das Fleisch den Geschmack verändert.
- Kein Gefrierfleisch, denn es verfault rasch nach dem Auftauen. Die Heimtiefkühltruhe ist keine Lösung: wir werden zum Verbrauch gezwungen und zugleich verleitet, Produkte außerhalb der Saison zu essen. Und noch dazu verbraucht sie Energie.
- Wir sollten nur ganz wenige Wurstwaren essen, da Wurst mit Nitrat behandelt wird und zu fett ist.
- Wenn möglich: verzichte ganz auf Fleisch, dann fühlst du dich besser und lebst sparsamer.

Fisch ist dem Fleisch vorzuziehen, solange er frisch und »unverseucht« durch Schadstoffe ist. Bis auf einige Ausnahmen enthält Fisch weniger Fettstoffe und einen geringeren Anteil gesättigter Fette. Fische aus intensiven Fischzuchten sollten wir meiden: eine gezüchtete Forelle hat nichts gemeinsam mit der Bachforelle.

Milchprodukte werden fast ausschließlich als sehr gute Nahrungsmittel bewertet, trotzdem sollten sie nicht uneingeschränkt konsumiert werden:

- Naturbelassene Milch ist schwer verdaulich. Gegorene oder Dickmilch ist besser, ebenso (selbstgemachtes) Joghurt oder Weichkäse. Es gibt auf der Welt unzählige Methoden der Milchgärung. Gegorene Milchprodukte findet man in den früheren Ernährungsgewohnheiten.
- Käse ist ein gutes Nahrungsmittel, doch er enthält viel Fett und Eiweiß, zwei Bestandteile, die ohnehin im Überfluß in unserer Ernährung vorhanden sind. Der Durchschnittsdeutsche konsumiert jährlich 103 kg Milch und 98 kg Fleisch.
- Butter kann maßvoll gegessen werden, erhitzt sollten wir sie meiden, da sie dann schwer zu verdauen ist.

Eier sind wie Käse ein gutes Nahrungsmittel, solange wir nicht zu viel davon essen.

Alle tierischen Produkte, einschließlich Eier und Milchprodukte, sind nicht so wichtig, solange eine ausgewogene Pflanzenkost genug Proteine liefert. Einige Vegetarier begehen aus Angst vor Eiweißmangel den Fehler, zu viele tierische Nebenprodukte zu essen.

2. Fettstoffe

Alle Nahrungsmittel tierischen Ursprungs – Fleisch, Fisch, Milchprodukte, Eier – enthalten Fettstoffe, und zwar oft bedeutende Mengen und größtenteils gesättigte Fette. Das Verwenden tierischer Fette – wie Butter, Schmalz, Speck usw. – zum Kochen ist also gegen jede Logik. Zum Kochen sollten wir Pflanzenfett, vor allem kaltgepreßtes Öl, verwenden.[1]
Meiden wir also Auszugsöle, ob sie nun mit Lösungen oder durch Erhitzen auf hohe Temperaturen hergestellt werden. Von den Lösungen können Rückstände bleiben, das Erhitzen wieder verändert die für den Organismus unersetzlichen ungesättigten Fettsäuren in gesättigte Fettsäuren, die die Bildung von Arteriosklerose fördern. Feste Pflanzenfette (Palmen-, Kopra- und Kokosfett) sind nicht wertvoll, weil sie wie die tierischen Fette hauptsächlich gesättigte Fettsäuren enthalten und aus tropischen Ölen hergestellt werden.
Margarine mit wasserstoffhaltigem Fettstoff ist zu meiden. Alle Fettstoffe sollten erhitzt werden, denn dadurch wird ihre Sättigung und schließlich ihr Zerfall hervorgerufen.

3. Zucker

Über Zucker gibt es nicht viel zu sagen: weißen raffinierten Zucker sollten wir gar nicht, Industriezucker, ja selbst Rohzucker, nur wenig essen. Honig ist besser: aber auch nicht zu viel davon! Wir können unsere Nachspeisen mit Honig, getrockneten Früchten oder Gerstenmalz süßen.

4. Gewürze

Allgemein wird zu viel gesalzen. Eine neuere Untersuchung amerikanischer Spezialisten ergab eine zu empfehlende Menge von 3 g Salz pro Tag und Person. Wir konsumieren aber drei- bis viermal mehr. Gewürzpflanzen sind oft von medizinischem Interesse: sie haben seit jeher ihren Platz in unserer Ernährung, und wir sollten sie benützen, wobei intensives und zu starkes Würzen, das den Eigengeschmack der Speise verfälscht, vermieden werden soll.

[1] Olivenöl, Sonnenblumenöl, Sesamöl, Nußöl, Kürbiskernöl, Färberdistelöl usw.

5. Getränke

Unser bestes Getränk ist noch immer das Wasser – das Wasser guter Qualität.

● Aufgüsse nennt man Getränke mit medizinischen Wirkungen; sie sollen nicht unbedacht getrunken werden, z. B. ist ein Thymianaufguß herrlich, aber zu viel davon kann nachteilig wirken.

● Kaffee und Tee sollten wegen ihrer anregenden Wirkung so weit wie möglich gemieden werden. Kaffee kann – weil ein Röstprodukt – krebserregend wirken: je intensiver die Röstung, um so größer die Gefahr. Wenn wir aber von Zeit zu Zeit Kaffee trinken wollen, sollten wir den hellen Arabica-Kaffee, der nur halb so viel Koffein enthält wie der dunkle Robusta-Kaffee, trinken. Zur Anregung ist Tee besser als Kaffee; gemeint ist natürlich unbehandelter und ungefärbter Tee.

● Fruchtsäfte sind gesund, solange sie aus biologisch angebauten Früchten hergestellt werden und ohne Zucker beziehungsweise Konservierungszusätze versehen sind. Durch Pasteurisieren wird ein Teil der Vitamine zerstört. Wird zu oft Fruchtsaft getrunken, bekommt der Körper zu viel Zucker. Besser als naturreiner, in Flaschen abgefüllter Fruchtsaft ist jedoch immer der frisch gepreßte Saft.

● Gegorene Getränke gibt es seit Jahrtausenden überall auf der Welt. Wein und Bier kannten vor 5000 Jahren bereits die Sumerer. Die Gallier tranken ein Biergetränk. Gegorene, nur gering alkoholhältige Getränke sind ausgezeichnet und besser als pasteurisierte Fruchtsäfte.

Der Alkoholismus hat so verheerende Wirkungen, daß seine Gegner in jeder Spur von Alkohol ein Rückfälligkeitsdelikt sehen. Die meisten bekannten alkoholischen Getränke, wie Bier, Most, Dolo, Kwaß und Kefir, haben nur 3 bis 4% Alkohol, meistens sogar nur 0,5 bis 2%. Als Wein noch ausschließlich für den Eigenbedarf produziert wurde, hatte er noch weniger Alkoholgehalt als heute, und er wurde vor dem Trinken mit Wasser verdünnt.

Im Gegensatz zur Hitzekonservierung zerstört das Gären die Vitamine nicht und bedarf auch keines Energieaufwandes. Die alten gegorenen Getränke aus angekeimtem Getreide (Bier, Dolo, Maisbier) waren besonders vitaminreich.

12. Kapitel
Gärungsprodukte: eine jahrtausendealte Tradition

Am wenigsten bekannt sind zweifellos gegorene Nahrungsmittel. In den modernen diätetischen Büchern werden sie ebenso wie die meisten naturbezogenen Ernährungsmethoden kaum erwähnt. Und dabei werden seit Jahrtausenden überall auf der Welt Gärungsprodukte gegessen. Wozu Gärung? Zum Konservieren, als Geschmacksverbesserung der Nahrungsmittel und Getränke, aber auch im Hinblick auf den Ernährungswert!

1. Einige herkömmliche gegorene Nahrungsmittel

Es ist interessant festzustellen, daß die Menschen schon sehr früh einen Sinn darin sahen, Nahrungsmittel einem Gärungsprozeß zuzuführen. Nahrungsmittel – auf verschiedenste Weise gegärt – ergaben eine Vielzahl neuer Produkte, wie wir bei einem kurzen Blick auf alle Länder der Welt feststellen können:

- Im Fernen Osten finden wir die meisten gegärten Nahrungsmittel; die Sojagärung dauert fast drei Jahre, und es können daraus vielerlei wichtige und unter verschiedenen Namen bekannte Produkte hergestellt werden: Shoyu (oder Tamari), Miso in Japan, Tempeh in Indonesien, Tsiang in China, Hamanatto in Korea usw.
- In Indien werden aus einer gegorenen Mischung von Reis und Bohnen verschiedene Gerichte wie Idli und Dhosaí gemacht. Saucen aus gegorenem Fisch, wie z. B. Nuoc mam, werden häufig in der vietnamesischen Küche benützt. Dasselbe gilt für das eingesäuerte Gemüse in China und Japan.
- Im Mittleren Orient wird Getreide durch Gärung zu Boulghour und die Milch zu Dickmilch und Joghurt verarbeitet.

- Aus Ost- und Nordeuropa kommt die Tradition der durch Milchsäure gegorenen Gemüsesorten, wie z. B. Kohl, Gurke, rote Bete, Zwiebel und das zu Brot verarbeitete Getreide.
- In Westeuropa und im mediterranen Raum ist Gärnahrung eine der Ernährungsgrundlagen, so z. B. das Brot, der Käse, das Sauerkraut usw.
- In Schwarzafrika werden Hirse und Néré (eine strauchartige Hülsenfrucht, deren Körner zu »Soumbora« verarbeitet werden) gegoren.
- Im antiken Rom hieß gegorener Fisch »Garum«: er verlieh – so sagt man – den Gladiatoren und Athleten ihre legendäre Kraft.

Diese Aufstellung ist äußerst unvollständig; sie müßte noch ergänzt werden durch unzählige Getränke, die aus Getreide (wie das Bier in Europa, Dolo in Afrika, Kwaß in Rußland usw.) oder aus Obst (Wein, Most) gemacht werden.
Die Gärung kann sehr einfach und rasch vor sich gehen; beim Brot und Joghurt dauert sie nur ein paar Stunden; sie kann aber auch Monate, ja Jahre dauern und viel Sorgfalt erfordern (z. B. feine Käsesorten, Sojagerichte). Bewiesen ist, daß die Menschen seit jeher der gegorenen Nahrung Vorrang gegeben haben, womit auch die sorgfältige Zubereitung gerechtfertigt erscheint.

2. Die wichtigsten Gärungsarten

Der Gärungstyp kann auf Grund der den Vorgang auslösenden Mikroorganismen (Bakterien, Hefen, Pilze) und Gärungsprodukte (Milchsäure, Alkohol, Essigsäure usw.) eingeordnet werden. Die durch Milchsäure in Gang gesetzte Gärung ist bei weitem die wichtigste auf dem Ernährungsgebiet. Milchsäure entsteht beim Abbau von Kohlenhydraten durch das Einwirken verschiedener Mikroorganismen. Sie kann mit Hilfe der in der Milch enthaltenen Laktose hergestellt werden, ebenso wie mit den in Getreide, Hülsenfrüchten und Grüngemüse vorhandenen Kohlenhydraten. Die Milchsäure säuert das Milieu an und verhindert so die Entwicklung fäulniserregender Mikroorganismen. Es handelt sich also um einen besonders einfachen und wirksamen, zugleich absolut ökologischen Konservierungsvorgang. Die Bedeutung der milchsauren Gärung bleibt aber nicht, wie wir später sehen werden, auf diesen Vorgang beschränkt.
Sehr viele Mikroorganismen erzeugen Milchsäure. Natürlich bewirken sie dort, wo sie sich vermehren, noch andere biochemische Veränderungen;

das Auftreten von Milchsäure ist das am leichtesten erfaßbare Phänomen. Die Gärung der meisten Nahrungsmittel ist eine milchsaure Gärung: wir finden sie bei Milch, Gemüse, Getreide, Hülsenfrüchten. Andere Gärungsarten entstehen jedoch parallel. Der Gärungsvorgang hört von selbst auf, sobald ein bestimmter Milchsäuregrad erreicht ist.

Bei folgenden Nahrungsmitteln dominiert die milchsaure Gärung:

- Gegorene Milchprodukte: Dickmilch, Joghurt, Kefir.[1]
- Eingesäuertes Gemüse: Sauerkraut, weiße Rüben, rote Bete, Gurken.
- Einige Gärungsvorgänge mit Getreide und Hülsenfrüchten: Brei aus gegorenem Getreide, Idli (Mischung aus gegorenen Bohnen und Reis).

Bei der alkoholischen Gärung wird durch Einwirken verschiedener Mikroorganismen Zucker (Saccharose, Glykose, Lävulose, Malkose) in Äthylalkohol umgewandelt. Ich gehe jedoch nicht näher, weder auf den wirtschaftlichen Wert noch auf die verheerende Wirkung der so entstandenen Getränke, ein. Und trotzdem muß gesagt werden, daß die alkoholische Gärung weit davon entfernt ist, schädlich zu sein: sie führt – zusammen mit anderen Gärungsprozessen – zum »Gehen« des Brotteiges! Das geringe Alkoholquantum, das sich im Brot bildet, verflüchtigt sich beim Backen. Anderseits haben leicht alkoholische Getränke, wie Bier, Most, Dolo, Kwaß usw., einen unangefochtenen Ernährungswert, der zwar nicht durch die alkoholische Gärung bedingt, sondern auf die gleichzeitig verlaufenden Gärungsprozesse zurückzuführen ist.

Viele andere Fermente, deren Endprodukte nicht immer bekannt sind, gibt es beim natürlichen Gärungsprozeß:

- Bei der Essigherstellung bildet sich durch Mycoderma Acet-Essigsäure,
- bei der Weinerzeugung verläuft parallel zur alkoholischen Gärung die Bildung von Milchsäure,
- bei der Käseerzeugung spielen viele Mikroorganismen mit: Penicillium candidum (weißer Schimmel) im Weichkäse, Penicillium glaucum im Roquefort sowie Fermente bei der Käseveredelung.
- Bei verschiedenen Getreide- und Hülsenfruchtgärungen sucht man nach Schimmelbildung (Mikroskopische Pilze).

Heute werden in Bäckereien, Weinkellern und Käsereien ausgewählte Fermente verwendet, um den erwünschten Gärungsvorgang zu erreichen. In der Käserei wird pasteurisiert und die in der Milch ursprünglich enthaltenen Fermente zerstört. Warum ersetzt man natürliche Fermente durch

[1] Im Kefir entwickelt sich zugleich eine alkoholische Gärung.

künstliche? Es wird auch hier nach dem Grundsatz gehandelt: kontrollieren, orientieren und oft den Vorgang beschleunigen – und dabei berauben wir uns zum Teil der Wohltaten der natürlichen Gärung.

3. Vom Nährwert der Gärungsprodukte

Hier soll hauptsächlich von der wichtigsten Gärungsart, der Milchsäuregärung, geschrieben werden. Der Begriff »Milchsäure-Enzym« umfaßt sowohl eine große Anzahl von Mikroorganismen als auch Gärungsprozesse, die beide zur Milchsäurebildung führen. Milchsäure ist das am leichtesten meßbare Produkt: sie gibt allen milchsauren Gärungsprodukten einen säuerlichen Geschmack, und sie führt auch durch Säurebildung zur konservierenden Wirkung.

● Die Milchsäurebildung: eine ideale Konservierungsmethode. Die landwirtschaftliche Nahrungsmittelindustrie kennt unzählige Konservierungsmethoden: das Sterilisieren, die chemische Konservierung, die Gefriertrocknung von Lebensmitteln, die Irradiation (Konservierungsmethode durch Strahlen), das Gefrieren usw. Sie alle sind kostspielig und energieverschwendend; meistens denaturieren sie die Lebensmittel oder versehen sie mit Schadstoffen. Die Milchsäuregärung hingegen ist kostenlos, sauber, benötigt keinen Energieaufwand, und anstelle einer Denaturierung erhöht sie den Nährwert. Gerade darum war sie bis zum Beginn der Industrieepoche auf der ganzen Welt bekannt. Wie in vielen anderen Bereichen begeht auch hier unsere Gesellschaft den Fehler, für einen Vorgang einen enormen Energieaufwand einzusetzen. Und letztlich wird weniger erzielt als mit den einfachen Methoden früherer Kulturvölker.

Durch Milchsäure haltbar gemachtes Gemüse hält sich vom Herbst bis zum Frühjahr. Produkte wie Tamari und Miso halten sogar mehrere Jahre. Gärungsprodukte auf Milchbasis sind nur kurze Zeit haltbar; in südlichen Ländern werden sie daher zusätzlich noch getrocknet, wodurch sie monatelang gelagert werden können: Klopse aus Getreide und Milch werden auf diese Weise für ein Jahr lang haltbar gemacht.

Die Milchsäuregärung ist mehr als nur eine Konservierungsmethode: viele Nahrungsmittel, hauptsächlich Getreide und Hülsenfrüchte, werden durch die Milchsäuregärung konserviert, obwohl die Körner auch unbehandelt lagerungsfähig wären. Außerdem werden gelagerte Körner auch erst vor dem Verbrauch gegoren.

Die Gärung und die nützlichen Folgen

Fermente verändern den Nahrungsmittelaufbau: einige Bestandteile werden getrennt, andere wieder durch Mikroorganismen zusammengefaßt. Alle diese Vorgänge sind noch nicht bis ins letzte erforscht, aber man konnte bis jetzt folgende Veränderungen feststellen:

● Einige unerwünschte Substanzen werden zerstört: so z. B. die Trypsininhibitoren (»Eiweißhemmer«), die Hämaglutamine und das Saponin (Steroide, bilden Gerüstsubstanz) mancher Hülsenfrüchte, sowie das Phytin in der Getreidekleie.

Vitamin-C-Gehalt im Sauerkraut während der Gärung

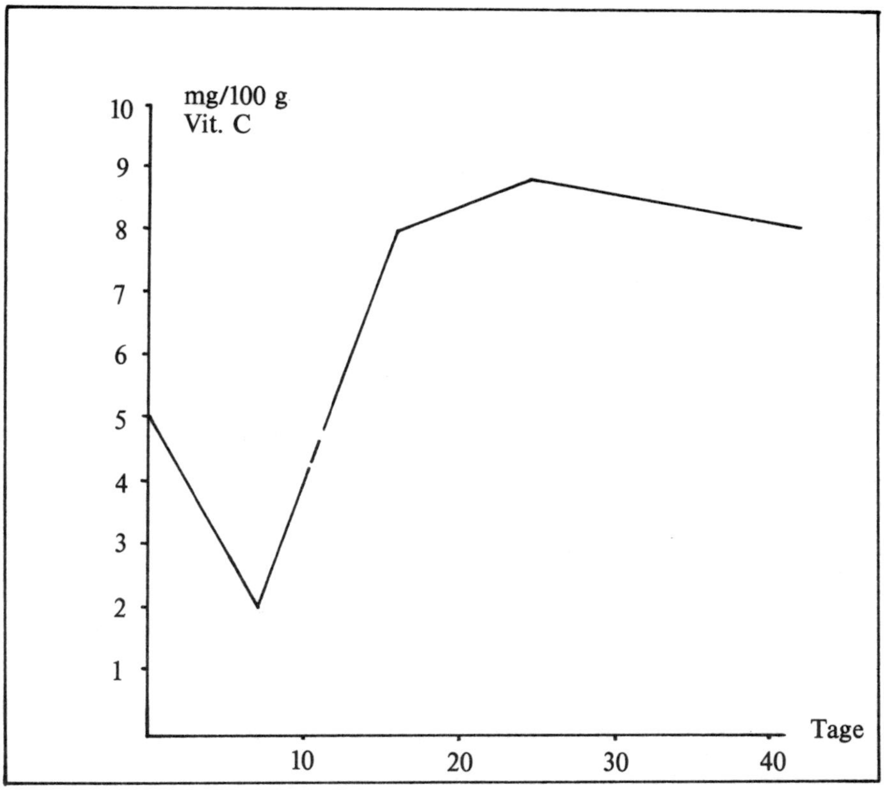

● Viele Enzyme werden von den Mikroorganismen synthetisiert: Proteolase, Lipase, Amylase, Zellulase, Hämizellulase. Diese Enzyme verändern Proteine in leicht assimilierbare Aminosäure und erleichtern somit den

anschließenden Verdauungsvorgang. Wie wir wissen, sind Sauerkraut, Miso und Tamari leichter verdaulich als frischer Kohl oder Sojabohnen.
● Fermente synthetisieren auch Vitamine: in milchsauren Gärungsprodukten konnte schon oft – im Vergleich mit nichtgegorenen Nahrungsmitteln – ein höherer Vitamingehalt (im speziellen der Vitamin-B-Gruppe und Vitamin C) festgestellt werden.
Der Vitamin-B_{12}-Gehalt in Sojagärungen (Tempeh) ist beweisbar: dieses Vitamin ist nicht in der Sojabohne enthalten, sondern entsteht durch die Synthese der für die Gärung verantwortlichen Mikroorganismen. Vitamin B_{12} scheint in der vegetarischen Kost nur wenig auf.

Eine Bemerkung über den Nährwert der Gärungsprodukte

1. An Hand von Rattenversuchen konnte erfolgreich bewiesen werden, daß die Proteine in Tempeh (gegorene Sojabohnen) biologisch wertvoller sind als die naturbelassene Sojabohne. Der Eiweißanteil in Tempeh entspricht dem von entrahmter Milch. Füttert man Ratten längere Zeit mit unbehandelten Sojabohnen, treten Leberschäden auf, die bei Fütterung mit Tempeh fehlen.
2. In Indien ist der Nährwert von Idli (Mischung aus gegorenem Reis und Bohnen) erwiesen: während der Gärung steigen der Cholin- und Methioningehalt sowie die Folsäure. Idli als Beilage fetter und eiweißarmer Kost schützt vor Leberschäden. Die gegorene Mischung hat eine schnellere Regenerierung der roten Blutkörperchen zur Folge als die nicht gegorene Mischung.
3. In ägyptischen Papyrushandschriften wird der Gärungsvorgang bei Gemüse und Milch als Heilmittel gegen verschiedene Krankheiten erwähnt.
4. Im 1. Jahrhundert v. Chr. hat der griechische Arzt Dioskorides gegen Infektionskrankheiten bereits eingesäuerte rote Bete und Sauerkraut empfohlen.
5. Heute schätzen viele Ärzte, vor allem in Deutschland, die gegorenen Nahrungsmittel. Dr. Kühl weist in seinen Veröffentlichungen auf Heilerfolge durch eine Ernährung mit Gärungsprodukten hin. Außerdem schätzt er sie als nützliche Mittel gegen den Krebs.
Es muß darauf aufmerksam gemacht werden, daß im Fernen Osten manchen Speisen aus Getreide und Hülsenfrüchten – wie Shoyu, Miso, Tempeh, Idli – Hefen, Bakterien und Pilze (Aspergillus oryzae) unter-

mischt werden, und die Gärung bleibt dadurch so lange erhalten, bis Schimmelpilze bereits deutlich sichtbar sind. Das gleiche gilt für Tempeh, nur heißt in diesem Fall der Pilz Rhigapus oryzae. Schimmelpilz wird bei manchen Gärungsprodukten sogar gerne produziert. In Europa findet man ihn bei der Käseerzeugung: z. B. Camembert, Roquefort, Gorgonzola.

4. Die wichtigsten Gärungsprodukte

Brot und Getreide

Brot ist bei weitem das bekannteste und am meisten konsumierte Gärungsprodukt in Europa: ihm würde ein ganzes Kapitel gebühren; hier soll jedoch nur wenig gesagt werden, da sein hoher Nährwert allgemein bekannt ist. Wir sprechen nur vom Vollkornbrot[1] aus Sauerteig, der einzigen Sorte, die den Namen »Brot« verdient.
Die Gärung im Brotteig hängt vom »Ansetzen« und von der Gärungsbeschaffenheit ab.
Es gibt zwei unterschiedliche Methoden:
1. Brot aus Hefeteig: es ist dies die Methode, die heute in Bäckereien überall üblich ist. Dem Brotteig wird Bierhefe untermengt, d. h. eine Kulturpflanze aus Saccharomyces cerevisiae. Diese Kultur wird in Laboratorien meist auf Melasse gezüchtet. Bierhefe ist also kein chemisches Produkt, sondern ein Lebewesen der Hefepilz-Familie. Damit soll nicht gesagt sein, wie wir noch sehen werden, daß dieses Brot empfohlen wird.
2. Brot aus Sauerteig: hier wird dem Teig statt Hefe eine kleine Menge Sauerteig (Anstellsauer) der letzten Brotpartie untermischt. Der Sauerteig enthält bereits viele Gärungserreger.
Es muß unterschieden werden zwischen:
- Sauerteig aus Hefe: gewonnen durch das Ansetzen mit Bierhefe.
- »Wilder« Sauerteig: die Gärung entsteht von selbst, ohne Anreicherung mit Hefe. Hier findet man neben Saccharomyces cerevisiae viele andere Mikroorganismen: Hefe (S. minor, S. mycoderma), aber auch Bakterien (B. lactic acidi, B. acidificans, B. panis fermentati usw.)

[1] Unter Vollkornbrot versteht man nicht unbedingt das »vollständige« Brot, in dem die Kleie enthalten ist.

Bei der Gärung von Brotteig mit Hefe oder mit Sauerteig gibt es viele Unterschiede. Beim Sauerteig ist ein deutlich höherer Säuregrad vorhanden, der zurückzuführen ist auf die Bildung von Milchsäure: pH 4,4 bis 4,6 gegenüber 5,5 bis 5,8 bei Brot aus Hefeteig. Dieser Säuregrad ermöglicht dem Phytin den Abbau von Phytinsäure, die das Vollkornbrot »entkalkt«. Im Vollkornmehl ist mehr Phytinsäure als in den Weißmehlsorten: sie ergibt in Verbindung mit Kalzium und Eisen Kalziumphytat und unlösliches Eisen. Dazu kommt es bei mittels Hefe beschleunigter Broterzeugung. Bei den althergebrachten Methoden mit Sauerteig und langsamem »Gehen« finden die Phytase (Enzyme, die Phytinsäure abbauen) die richtige Voraussetzung und Zeit vor, die sie für den Abbau benötigen.
Die Phytinsäure ist also größtenteils zerstört, und eine Entkalkung des Vollkornbrotes ist nicht mehr zu befürchten.
Gegorene Breisorten und andere Getreidezubereitungen – andere als das Brot – gibt es überall auf der Welt.
Hier nur einige davon:

- Idli und Dhosai, zwei Gerichte der indischen Küche, bestehend aus einer gegorenen Mischung aus Reis und Bohnen.
- In Schwarzafrika wird leicht gegorener Hirsemehlbrei gegessen.
- Im Nahen Osten wird Boulghour mit Dickmilch angesetzt und gegoren, anschließend getrocknet: dieses Produkt ist ein Jahr lang haltbar.
- Im Fernen Osten werden Miso und Shoyu (Tamari) sowie verschiedene ähnliche Gerichte durch monatelange Gärung, einer Mischung von Soja, Hirse und Reis zubereitet.
- Heute empfiehlt uns Dr. Kühl in Deutschland das Müsli als hochwertiges Nahrungsmittel.

Gemüse

Das einzige durch Milchsäurebakterien gegorene Gemüse, das bei uns in Westeuropa gerne gegessen wird, ist das Sauerkraut: wir können es ganz einfach selbst herstellen.
Viele andere Gemüsesorten können ebenso hergestellt werden:

- Kohlrabi, zubereitet wie Sauerkraut, werden heute noch in Frankreich, in der Schweiz und in Deutschland gegessen.
- Das gleiche gilt in Japan und China für Kohl, für Steckrüben und Auberginen.

● Eingesäuerte Gurken und rote Bete kennt man in Mittel- und Osteuropa. Der Borschtsch – das Nationalgericht Rußlands – wird mit eingelegten roten Rüben zubereitet.
● In Rußland hat man die Kapusta, ein Gemisch aus Obst und eingelegtem Gemüse (Gurken, Karotten, Zwiebeln, Äpfel), gemacht.

Milchprodukte

● Allgemein bekannt ist die Dickmilch: die Milch wird »stehen gelassen« oder angesetzt. Sie kann als Dickmilch getrunken oder zu Käse weiterverarbeitet werden.
● Joghurt: Milch wird mit Resten von Joghurt oder bestimmten Fermenten angesetzt. Joghurt ist ein typisches Produkt der osteuropäischen Länder, dem Mittleren Osten, Griechenland, Indien usw. In Europa wird es gewöhnlich durch Einwirken von Streptococcus thermophilus und Lactobacillus bulgaricus hergestellt. Es gibt noch eine weitere Art gegorener Milch, die jedoch nicht Joghurt genannt werden darf: hier wird die Milch mit Bacillus acidophilus und Bacillus bifidus angesetzt.
● In Skandinavien kennt man eine dickflüssige Joghurtart.
● Die Buttermilch war früher das Volksgetränk in Belgien, Dänemark und Holland.
● Butter: die Sahne bleibt ein paar Tage stehen und beginnt sauer zu werden, erst dann wird sie zu Butter verarbeitet. Schon Eduard de Pomiane, ein berühmter Gastronom, sagte zu Beginn unseres Jahrhunderts, daß gute Butter nur aus leicht angesäuerter und nicht aus frischer Sahne gemacht werden soll.
● Unzählige Käsesorten sind natürlich auch Gärungsprodukte,
● ebenso einige aus Milch hergestellte Gärungsgetränke, wie Kefir oder Kumiß; doch davon später, denn sie sind ebenso Getränke wie Lebensmittel.

Fleisch

Rohe Fleischprodukte, wie Wurstwaren oder Schinken, werden durch Milchsäuregärung haltbar gemacht.

Fisch

Eine diesbezügliche Fischverarbeitung ist bei uns in Europa weniger bekannt, dafür aber im Fernen Osten um so populärer.

● Nuoc mam: eine aus der vietnamesischen Küche nicht wegzudenkende Sauce, die durch das Säuern von Fischen entsteht.

● Entlang der Küste bleiben Lachse und Lachseier lange Zeit in Salz liegen, bevor sie gegessen werden.

● Auch Sardellen haben ihren eigenen Geschmack vom Gärungsvorgang.

● Bonito, ein gesäuerter und anschließend getrockneter Fisch, ist typisch für Japan.

● Garum wurde im antiken Rom zubereitet und von mehreren lateinischen Schriftstellern erwähnt. Garum ist eine mit Salz präparierte Fischmischung (Muränen).

Getränke

Alle gegorenen Getränke sind mehr oder weniger alkoholhältig, daher rangieren sie oft unter der Rubrik »überflüssig« oder gar »schädlich«. Diese Ansicht ist falsch: fast alle diese Getränke haben nur einen sehr schwachen Alkoholgehalt, ja die meisten sogar weniger als 3%, dafür aber einen nicht unbedeutend hohen Nährwert. Sie enthalten Vitamine, Mineralsalze und Proteine. Der alkoholische Gärungsprozeß verläuft parallel zu anderen Gärungsvorgängen. Alle diese Getränke sind weltbekannt und werden aus Getreide, Milch und Obst hergestellt.

1. Getränke auf Getreidebasis

● Bier wird in Westeuropa seit Beginn unseres Zeitalters hergestellt. 5000 v. Chr. kannten die Sumerer bereits das Bier, ebenso wie später die Gallier, die es »Cervoise« nannten.

● Dolo: leicht alkoholhältiges Getränk (1 bis 3%), typisch für Afrika und die Südsahara. Ich kenne nichts Erfrischenderes unter der drückenden Sonne des Sahel als eine kalte Tasse voll Dolo!

● Kwaß, ein uraltes russisches Getränk, das aus altbackenem Roggenbrot, Wasser und Hefe gewonnen wird.

● Reisbier wird in China und Japan hergestellt.

● Typisch für Lateinamerika ist das Maisbier.

2. Gärungsgetränke auf Milchbasis

- Der Kefir, das aus dem Kaukasus stammende gegorene Getränk, ist am bekanntesten. In Frankreich wird Kefir oft aus Wasser, Feigen und Mais hergestellt; ursprünglich ist jedoch die Milch Ausgangsmaterial. Echter Kefir ist mehr Lebensmittel als Getränk. Sein Alkoholgehalt ist sehr niedrig: 0,5 bis 1%.
- Kumiß ist sehr ähnlich dem Kefir; er wird in den russischen Steppen und in Sibirien aus Stutenmilch gemacht; sein Alkoholgehalt liegt zwischen 2 und 3%.

3. Getränke auf Obstbasis

Beginnen Früchte, deren Kohlenhydratgehalt höher ist als jener der vorher erwähnten Lebensmittel, zu gären, dann geht die Milchsäuregärung in alkoholische über, wobei die erste weiter existiert. Diese Getränke haben einen höheren Alkoholgehalt als die früher erwähnten: der Wein, der Most und der Birnenmost.

Diese Getränke kennen wir alle, daher nur ein paar Anmerkungen zu diesem Thema. Sie haben keinen hohen Alkoholgehalt: der Most hatte früher meist weniger als 4%; der Wein, sofern er für den Eigenverbrauch ohne Zuckerzugabe hergestellt wurde, hatte 8 oder 9%, manchmal sogar noch weniger. Dieser Wein, der natürlich keine Chemikalien enthielt, war bei maßvollem Genuß ein gesundes Getränk.

4. Es gibt noch verschiedene weitere Gärungsgetränke, wie z. B. das Hydromel, ein aus im Wasser aufgelösten Honig hergestellter Honigwein, oder den Taro, ein in Polynesien aus Knollen gewonnenes Getränk.

13. Kapitel
Keimlinge, oder die kostenlose Herstellung von Vitaminen

Keimlinge sind zweifellos nicht so vielseitig verwendbar wie Gärungsprodukte; sie sind aber altbekannte Produkte, die wir fast überall auf der Welt finden. Zwei Verfahren werden allerdings oft zusammengefaßt: die Samenkörner werden angekeimt und dann gegoren.

1. Die traditionelle Zubereitung

Speisen aus Keimlingen von Hülsenfrüchten sind im Fernen Osten sehr bekannt. Sojakeimlinge sind aus der indonesischen Küche nicht wegzudenken. In Indien und in anderen Ländern des Fernen Ostens kennt man Bohnen- und Erbsenkeimlinge. Im Mittleren Osten wird Boulghour aus Weizenkeimen gemacht. Ebenso werden die traditionellen Gärgetränke, wie das Bier in Europa und der Dolo in Afrika, seit urdenklichen Zeiten mit Getreidekeimen hergestellt. In Nordamerika werden keimende Luzernekörner häufig gegessen. Und überhaupt: alle Ernährungswissenschafter empfehlen uns Weizenkeime!

2. Der Nährwert von Keimlingen

Das Keimen verändert sehr die Zusammensetzung der Samenkörner, und zwar kommt es zum

- Ansteigen des wichtigen Aminosäuregehaltes. Bei den Bohnen steigt das Lysin (+ 24%), das Threonin (+ 19%), das Alanin (+ 29%) und das Phenylalanin (+ 7%).

Nährstoffgehalt im Weizen und in den Weizen-, Luzerne- und Sojakeimen (mg/100 g)

	Weizen	Weizenkeime (getrocknet)	Luzernekeime (getrocknet)	Sojakeime[1] (frisch)
Proteine %	12,1	25,2	20	6
Kalzium	41	90	1750	50
Phosphor	372	1100	250	65
Magnesium	120	400	310	–
Eisen	3,3	8	35	1,2
Kupfer	0,17	1,3	2	–
Vit. A	0,12	–	13,2	–
Vit. B_1	0,55	1	0,8	0,23
Vit. B_2	0,12	2,5	1,8	0,2
Vit. B_3	4,3	5	5	0,8
Vit. C	0	1	176	10

[1] Der hier für Sojakeime angegebene Nährstoffgehalt ist wesentlich geringer als der von Weizenkeimen und Luzernekeimen; dies ist leicht zu erklären: die Berechnung bezieht sich auf frische Sojakeime, sie enthalten 86% Wasser, während die beiden anderen Keime getrocknet nur noch 10 bis 12% Wasser enthalten.

Vitamingehalt der Körner vor und nach 5 Tagen Keimzeit (Gehalt in mg/kg)

	Vit. B_2 (Riboflavin)		Vit. B_3 (Niacin)		Vit. B_1 (Thiamin)		Vit. H (Biotin)	
Sorte	nicht keimend	keimend	nicht keimend	keimend	nicht keimend	keimend	nicht keimend	keimend
Gerste	1,3	8,3	72	129	–	7,9	0,4	1,2
Mais	1,2	3,0	17	40	6,2	5,5	0,3	0,7
Hafer	0,6	12,4	11	48	10,0	11,5	1,2	1,8
Sojabohne	2,0	9,1	27	49	10,7	9,6	1,1	3,5
Limabohne	0,9	4,0	11	41	4,5	6,2	0,1	0,4
Mungobohne	1,2	10,0	26	70	8,8	10,3	0,2	1,0
Erbse	0,7	7,3	31	32	7,2	9,2	–	0,5

- Auch der assimilierbare Eisengehalt steigt an.
- Stärkeanteile werden in Maltose und Dextrin umgewandelt.
- Außerdem kann ein außerordentliches Ansteigen des Vitamingehaltes registriert werden, wie aus den folgenden Zahlen zu erkennen ist.

Vitamin-B_{12}-Gehalt von Getreide und Leguminosen während der Keimzeit (mg/kg)

Art	Vor dem Keimen	Nach zwei Tagen langer Keimzeit	Nach 4 Tagen langer Keimzeit
Mungobohnen	0,61	0,81	1,53
Linsen	0,43	0,42	2,37
Erbsen	0,36	1,27	2,36

Karotin-Gehalt (Provitamin) von Getreide und Leguminosen während der Keimzeit

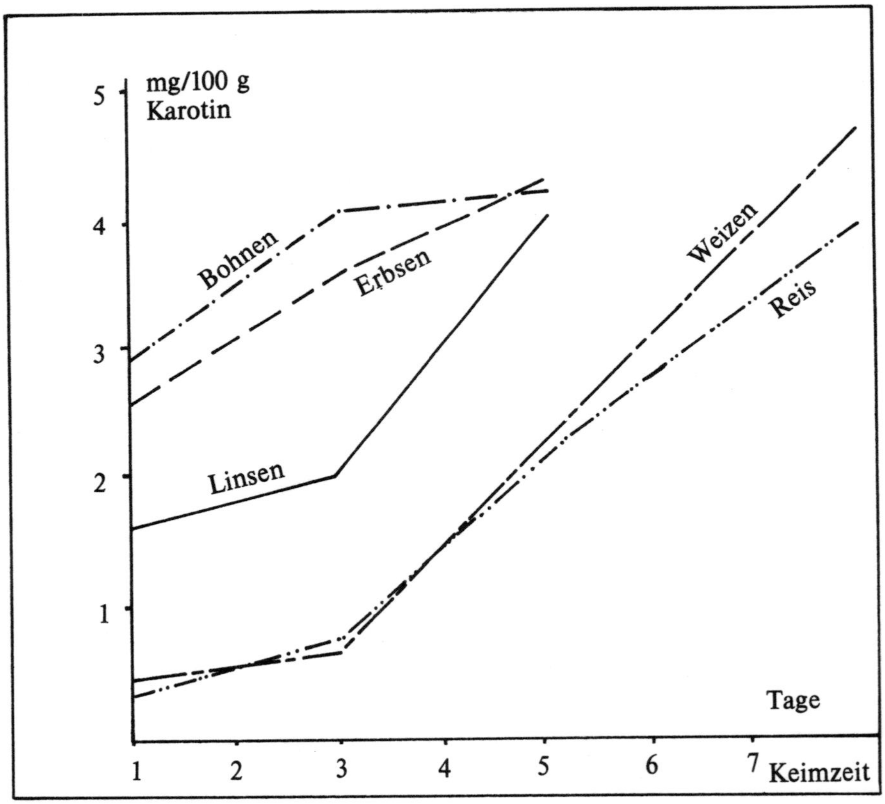

Attilas Reiter und auch die arabischen Reiter gaben ihren Pferden als Kraftnahrung Keimlinge von Getreidekörnern. Und seit dem 18. Jahrhundert, also noch vor der Entdeckung der Vitamine, kannte man die vorbeugende und heilende Wirkung von Keimlingen gegen Skorbut.

Vitamin-C-Gehalt der Leguminosen während der Keimzeit

Keimzeit	Vitamin-C-Gehalt
ohne Keim	Spuren
nach 24 h Keimzeit	7 bis 8 mg/100 g
nach 48 h Keimzeit	10 bis 12 mg/100 g
nach 72 h Keimzeit	12 bis 14 mg/100 g

3. Die Verwendung von Keimlingen

Getreidekeime können auf die verschiedensten Arten verarbeitet werden.

● Sind Weizenkeime einige (also weniger als fünf) Millimeter groß, dann können sie gegessen werden, z. B. ein wenig rohe Weizenkeime als Garnierung einer Gemüse- oder Rohkostplatte. Beim Brotbacken können die getrockneten und anschließend gemahlenen Weizenkeime dem Mehl untergemengt werden.

● Weizenkeime werden auch für Boulghour verwendet.

● Gerstenkeime werden in der Bierbrauerei verwendet.

● Andere Getreidekeime werden wie Weizenkeime gegessen oder für die Erzeugung bierähnlicher Getränke, wie z. B. der afrikanische Dolo oder die südamerikanischen Maisbiersorten, verwendet.

Keimlinge von Hülsenfrüchten werden meist gekocht gegessen; nur die Luzernesamenkörner bilden eine Ausnahme: sie schmecken roh, als Salat, wenn die Keimlinge einige Zentimeter groß sind, besonders gut. Ebenso werden Bohnen- und Sojakeimlinge als Salat in vietnamesischen Restaurants gerne angeboten.

Außerdem kann man Sesam-, Kürbis- und Sonnenblumenkerne sowie Mandeln angekeimt essen.

14. Kapitel
Dreierlei Ernährungsarten. Kost des Mitteleuropäers, die Kost auf Getreidebasis und die gemischte Kost

1. Drei Möglichkeiten, sich zu ernähren

Es ist interessant, einen Vergleich verschiedener Ernährungssysteme anzustellen: Es sollen hier nicht nur der Nährwert, sondern auch die ökologischen Unkosten und der Selbstkostenpreis beurteilt werden. Für diesen Vergleich haben wir folgende drei Ernährungsarten ausgewählt:

1. Die Ernährung des Mitteleuropäers, gemessen an den Untersuchungen und Statistiken, die vorliegen (»herkömmliche« Kost).

2. Die Kost auf Getreidebasis: die ich nicht als ideale Lösung betrachte – denn die gibt es gar nicht; jeder muß die für sich bekömmlichste Kost selbst finden, aber die Getreidekost ist ausgewogen, zufriedenstellend, was die Ökologie betrifft, und noch dazu billig. Es wird aber immer Einwände gegen diese Ernährungsarten geben: Den einen ist der Getreideanteil zu groß, den anderen der Anteil an Milchprodukten oder Gemüse zu hoch (oder zu niedrig), und schließlich gibt es auch noch Leute, die sagen, daß man das Fleisch nicht ganz vom Speiseplan streichen kann usw.

Eines ist sicher: in Sibirien muß man sich anders ernähren als in tropischen Regionen, dasselbe gilt für Menschen mit sitzender Lebensweise und Schwerarbeiter oder für Kranke und Gesunde.

Werden am Ernährungstyp Veränderungen vorgenommen, dann bleibt der Ernährungswert erhalten, solange die Grundregeln einer gesunden Ernährung eingehalten werden:

- weg mit allen raffinierten Lebensmitteln (Zucker, Mehle, Öle)
- bedeutende Reduktion des Fettkonsums, aller tierischen Produkte und Konserven.

3. Ein Mittelding zwischen den beiden Ernährungsarten, genannt »gemischte« Kost.

Hier wird nicht ganz so radikal vorgegangen wie bei der Kost auf Getreidebasis, und trotzdem werden durch die Ernährung mit gemischter Kost bereits Erfolge auf den Gebieten Gesundheit, Ökologie und Selbstkostenpreis, verglichen mit der Kost des Mitteleuropäers, erzielt.

Durchschnittlicher Verbrauch der hauptsächlichsten Nahrungsmittel je nach Ernährungsweise
(pro Tag/für einen Erwachsenen)

	Ernährung des Durchschnitts-Franzosen g/pro Tag	Gemischte Kost g/pro Tag	Ernährung auf Getreidebasis g/pro Tag
Vollgetreide[1]	0	280	400
Raff. Getreide[1]	160	0	0
Hülsenfrüchte[2]	5	30	50
Kartoffel	240	100	50
Grüngemüse	260	300	400
Obst	200	200	200
Ölhaltige Früchte[3]	5	20	20
Fleisch	220	50	0
Fisch	30	20	0
Milch + Joghurt	280	200	150
Käse	50	30	10
Eier	60	25	15
Butter	28	15	5
Öl	40	30	20
Margarine	6	0	0
Zucker	100	30	5

[1] Inklusive Brot, in Mehl ausgezeichnet (1 kg Mehl ergibt etwa 1,5 kg Brot)
[2] Linsen, getrocknete Bohnen, getrocknete Erbsen, Kichererbsen, Soja
[3] Nüsse, Haselnüsse, Mandeln, Erdnüsse

Für die Getreidekost und die gemischte Kost sind die angegebenen Tagesmengen als Durchschnittswert anzusehen, berechnet für einen jungen Menschen bei durchschnittlicher körperlicher Tätigkeit.

Zufuhr an Proteinen, Kohlenhydraten, Fettstoffen und Faserstoffen bei den drei verschiedenen Ernährungsweisen

	Ernährung des Durchschnitts-franzosen	Gemischte Kost	Ernährung auf Getreide-basis	Kommentar
Proteine	98 g	78 g	76 g	Die Durchschnittskost enthält so viele Proteine (vor allem tierische Proteine, die 75% der gesamten Protein-Zufuhr ausmahen); der Protein-Bedarf der beiden anderen Ernährungsarten wird durch Eier gedeckt
Einfache Kohlenhydrate (Zucker)	152 g	81 g	59 g	Zu viel einfache Kohlenhydrate, vor allem Saccharose (2/3)
Komplexe Kohlenhydrate (Stärke)	161 g	244 g	343 g	Zu wenig Stärke
Kohlenhydrate (gesamt)	313 g	325 g	402 g	Zu wenig Kohlenhydrate in der Kalorienzufuhr
Ungesättigte Fettsäure in % der Fettsäure	58%	64%	80%	Viel zu geringer ungesättigter Fettsäureanteil
Gesättigte Fettsäure in % der Fettsäure	42%	36%	20%	Zu hoher gesättigter Fettsäureanteil, zum Teil auch in der gemischten Kost
Fette (gesamt)	159 g	91 g	54 g	Viel zu viel Fett, zu hoher Anteil auch in der gemischten Kost, ausgenommen in den kalten Regionen
Zellulose	5 g	12 g	16 g	Zu wenig Zellulose auch in der gemischten Kost

2. Vergleich der Nährwerte

Soll ein gültiger Vergleich verschiedener Ernährungssysteme erbracht werden, so müßten sie zehn, zwanzig oder dreißig Jahre lang von ausgewählten Bevölkerungsschichten erprobt werden. Wir werden also auf analytische Werte zurückgreifen. Wir haben schon oft auf die Grenzen dieses Kriteriums aufmerksam gemacht, dennoch können anhand dieser Zahlen einige Eigenschaften eines Ernährungssystems hervorgehoben werden. Nur eines zählt wirklich: der Gesundheitszustand jener, die sich der zur Diskussion stehenden Ernährungsweise bedienen. Hier haben wir, in Ermangelung systematischer Experimente, unzählige Berichte von Menschen, die die herkömmliche Ernährungsweise zugunsten einer Kost auf Getreidebasis aufgegeben haben. Diese »Zeugenaussagen« lassen, meiner Meinung nach, keinen Zweifel an der Bevorzugung der Getreidekost, immer unter Voraussetzung einer vernünftigen Anwendung.
Ein Vergleich der wichtigsten Ernährungsgrundstoffe zu der herkömmlichen Kost der Mitteleuropäer zeigt die »Mangelernährung« auf. Eine überwiegende Getreide- oder gemischte Kost könnte diese Fehlernährung kompensieren.

A. Energie

Die herkömmliche Kost ist viel zu energiereich: dadurch werden wir dick, unser Organismus wird unnötig müde. Tatsachen, die uns allen bekannt sind. Eine Verminderung der Energiezufuhr auf den eigentlichen Bedarf (= 2400 Kalorien für einen jungen Menschen bei normaler körperlicher Betätigung) löst theoretisch bereits das Problem. Bei der herkömmlichen Ernährung tritt ein Sättigungsgefühl erst bei einer höheren als der wirklich benötigten Energiezufuhr auf. Das erklärt auch den Mißbrauch mit energiereichen Nahrungsmitteln wie Fett und Zucker. Mit den beiden anderen Ernährungsarten wird das Sättigkeitsgefühl schon bei der normal benötigten Energiezufuhr erreicht; überwiegt die pflanzliche, energiearme oder die schnell sättigende Getreidekost, dann tritt das Sättigkeitsgefühl aus psychologischen Gründen nicht ein.

B. Proteine

Alle drei Ernährungsarten enthalten bei weitem genug Proteine, die herkömmliche Kost sogar zu viel: allein 75% der Proteine sind hier tierischer Herkunft.

C. Kalzium und Phosphor

Auch sie sind in genügender Menge in allen drei Ernährungsarten enthalten. Mangelerscheinungen treten nur in Industrieländern auf.

D. Magnesium, Eisen und Kupfer

sind in der Ernährung auf Getreidebasis am meisten enthalten. Bei gleicher Kalorienzufuhr liefert die Getreidekost gegenüber der herkömmlichen Ernährung:
2,5mal mehr Magnesium;
2mal soviel Eisen;
1,7mal mehr Kupfer.
Hält man sich an die üblichen Normen, dann genügt die Zufuhr durch die herkömmliche Ernährungsweise. Wir wissen aber, daß Magnesium-, Eisen- und wahrscheinlich auch Kupfermangel oft in Industrieländern auftritt. Wir können aus dieser Tatsache folgern, daß unser Bedarf unterschätzt wird oder daß die echte Zufuhr unter den veranschlagten Werten liegt. Wer sich auf die offiziösen Ernährungstabellen verläßt, überschätzt bei weitem die Zufuhr im Falle der herkömmlichen Ernährungsweise. Moderne Landwirtschaftsprodukte enthalten oft, bedingt durch häufige Anwendung von stickstoff- und pottaschehältigen Düngemitteln, weniger Magnesium, Eisen und Spurenelemente als die Produkte der biologischen Landwirtschaft. Bis jetzt haben wir noch nicht den Verlust durch das Kochen berücksichtigt: Wird Gemüse z. B. in Wasser gekocht, das anschließend weggeschüttet wird, liegt der Verlust zwischen 30 und 50%. Genauer gesagt: die Eisenzufuhr der herkömmlichen Kost kann die Hälfte der angegebenen Menge ausmachen.

E. Vitamine

Die angegebenen Werte für die Vitamine sind nur Richtzahlen: die Vitamine werden größtenteils durch die Lagerung und das Kochen zerstört.

● Vitamin A und Karotin: Die außergewöhnlich hohe Zufuhr bei Getreidekost ist vor allem durch den Gemüseanteil, durch die Karotten bedingt. Hauptsächlich wird Karotin zugeführt, das vom Organismus in Vitamin A umgeformt wird. Vergessen wir aber nicht, daß diese Umformung von den Nitraten gehemmt wird. Der Streß der heutigen Zeit erhöht den Vitamin-A-Bedarf; außerdem ist Vitamin A ein Schutzfaktor gegen Krebserkrankungen, d. h. wir brauchen ganz sicher eine größere Menge Vitamin A, als allgemein angenommen wird.[1]
Der Vitamin-A- und Karotin-Gehalt im Gemüse ist abhängig von der Sorte, den Anbautechniken und der Konservierung. Wir wissen auch, daß hochdosierte, stickstoffhaltige Düngemittel den Vitamin-A-Gehalt im Gemüse vermindern.

● Vitamin-B-Gruppe:
Wir haben uns hier auf Vitamin B_1, B_2 und B_3 zu konzentrieren: es sind dies die wichtigsten Vitamine der Gruppe, und über ihre Werte geben die Ernährungstabellen relativ genaue Angaben. Es ist schwierig, den Vitamin-B-Bedarf genau einzuschätzen, da wir nur wenig über die Synthese der Vitamin-B-Gruppe durch die Darmflora wissen. Der Vorgang ist bewiesen, aber die synthetisierte Menge ist von Mensch zu Mensch verschieden groß.

Zwei Tatsachen können nicht außer acht gelassen werden:
● Sulfonamide und Antibiotika zerstören die Bakterien, die diese Synthese vollziehen;
● das regelmäßige Konsumieren gegorener Milchprodukte, vor allem von Dickmilch und Joghurt, unterstützt die Aktivität dieser Bakterien.
Der Vitamin-B-Bedarf ist außerdem von vielen anderen Kriterien abhängig: er ist höher bei Streß und Konsum von raffiniertem Zucker, Al-

[1] Dr. Sterman von der Columbia-Universität nimmt für einen Erwachsenen als optimal eine Vitamin-A-Zufuhr von 6 mg an, das ist etwa das Vierfache der üblichen Werte. Dazu sei noch gesagt, daß das Karotin nie ganz zu Vitamin A verarbeitet wird, daher die Notwendigkeit einer hohen Karotinzufuhr.

kohol, Kaffee und bei übermäßiger Flüssigkeitsaufnahme. Die Getreidekost spendet im Vergleich mit den beiden anderen Ernährungsarten viel mehr Vitamin B_1, B_2 und B_3. Bei »Normalverbrauchern« ist der Vitamin-B-Bedarf, bedingt durch den Zucker-, Kaffee- und Alkoholgenuß, höher. Sulfonamide- und Antibiotikaeinnahme erhöhen den Bedarf ebenfalls. Und zuletzt sei noch erwähnt, daß bei Getreidekost und bei gemischter Kost Vitamin B durch die durch Milchsäure gegorenen Nahrungsmittel (die enthaltenen Mikroorganismen synthetisieren das Vitamin B) zugeführt werden.

Einiges über Vitamin B_{12}: Es wird oft – von den Gegnern – auf das Fehlen von Vitamin B_{12} in der vegetarischen Kost hingewiesen. Es stimmt, daß nur wenige Pflanzen dieses Vitamin B_{12} besitzen, und es stimmt auch, daß bei schlecht ausgewogener vegetarischer Kost Mangelerscheinungen auftreten können.

Vitamin B_{12} ist enthalten in:

- Keimlingen;
- in einigen Gärungsprodukten (Tempeh);
- in frischen Pflanzen (Schwarzwurzel, Petersilie);
- in Meeresalgen.

Vitamin B_{12} kann u. a. im Darm durch bakteriellen Einfluß gebildet werden.

Diese Tatsachen unterstreichen den Wert von Keimlingen und Gärungsprodukten. Es ist wichtig, unsere Darmflora gesund zu erhalten und sie nicht durch Medikamente zu zerstören.

● Vitamin C

Geht man von den üblichen Annahmen aus, dann bekommt der Organismus bei allen drei Ernährungsweisen genug Vitamin C; die herkömmliche Kost enthält sogar das meiste Vitamin C. Aber diese Angaben täuschen, da die verarbeiteten und aufgenommenen Mengen immer geringer sind, als die Zahlen in den Tabellen besagen. Obst und Gemüse enthalten hauptsächlich Vitamin C. In der herkömmlichen Kost stammen 50% des Vitamin-C-Bedarfes aus Kartoffeln, 24% aus dem Grüngemüse und nur 22% aus dem Obst. Das Vitamin C im Gemüse wird, wie wir wissen, sehr rasch durch Lagerung und Kochen zerstört. Dazu ein Beispiel: Eine Kartoffel, die wir nach sechsmonatiger Lagerung im März ohne Schale kochen, hat nur mehr 2 oder 3 mg Vitamin C auf 100 g, das sind zehnmal weniger als der in unserer Berechnung angenommene Wert.

Der Salat, den wir im Sommer beim Gemüsehändler kaufen, hat bereits 90% seines ursprünglichen Vitamingehaltes verloren. Auch die Äpfel verlieren bei der Lagerung an Vitaminen. Bei der herkömmlichen Ernährungsweise werden nur 30 bis 40% der eigentlich errechneten Vitamin-C-Zufuhr auch wirklich dem Organismus zugeführt – das sind kaum mehr als 50 mg pro Tag, gerade genug, gemessen an den gewöhnlichen Maßstäben.

60% des gesamten Vitamin-C-Bedarfes liefert in der Ernährung auf Getreidebasis das Grüngemüse. Wird es beim Händler gekauft und auf die vorhin angeführte Art gekocht, ist der Vitamin-C-Verlust ebenso hoch, wie ich eben beschrieben habe. Wird es jedoch im Garten gezogen, gedünstet oder gedämpft zubereitet, dann ist der Verlust wesentlich geringer, und es kommt zu einer tatsächlichen Vitamin-C-Zufuhr von 100 mg gegenüber den 165 mg der theoretisch errechneten Zufuhr der täglichen Ernährung.

Außerdem haben wir noch nicht die Folgen der unterschiedlichen Düngung berücksichtigt: der Vitamingehalt sinkt bei erhöhter stickstoffhältiger Düngung. Und es gibt natürlich verschiedene Sorten mit verschieden hohem Vitamingehalt: es gibt Apfelsorten, die zwei- bis dreimal mehr Vitamin C enthalten als die für Apfelsorten auf den Ernährungstabellen angegebene Menge von 9 oder 10 mg/100 g.

● Vitamin E

Nur für eine begrenzte Anzahl von Nahrungsmitteln wird der Vitamin-E-Anteil in der Tabelle angegeben. Eines ist klar: die Getreidekost enthält viel mehr Vitamin E als die herkömmliche Ernährungsart. Vitamin E ist in nicht raffiniertem Öl, in Getreide- und Hülsenfruchtkeimlingen, im Vollkorn, Hülsenfrüchten und Ölfrüchten enthalten. Die amerikanische Ernährungswissenschafterin Adele Davis stellte fest, daß Vitamin-E-Mangel sehr häufig in Industrieländern vorkommt: er könnte an der Unfruchtbarkeit schuld sein, an Mißbildungen Neugeborener und an vielen Gefäßkrankheiten (Krampfadern, Thrombosen, Venenentzündungen).[1]

[1] Vitamin E (Tocopherol) beeinflußt den Stoffwechsel.

Vitamin- und Mineralienzufuhr durch die drei Ernährungsarten

		Ernährung des Durchschnittsfranzosen		Gemischte Kost		Ernährung auf Getreidebasis	
Grundelemente	Tägl. Bedarf (mg)	Tägl. Zufuhr (mg)	Bedarf	Tägl. Zufuhr (mg)	Bedarf	Tägl. Zufuhr (mg)	Bedarf
Kalzium	600 bis 800	820	Bedarf gedeckt	860	Bedarf gedeckt	760	Bedarf gedeckt
Phosphor	1000 bis 1300	1320	Bedarf gedeckt	1950	Bedarf bei weitem gedeckt	2125	Bedarf gedeckt
Magnesium	350	290	Mangel	610	Bedarf bei weitem gedeckt	715	Bedarf bei weitem gedeckt
Eisen	10 bis 15	11,9	Mangel möglich	18,2	Bedarf gedeckt	23,1	Bedarf bei weitem gedeckt
Kupfer	2 bis 3	1,5	Mangel möglich	2,3	Bedarf gedeckt	2,6	Bedarf gedeckt
Vit. A	3 bis 4	5,4	Mangel-Risiko	10,9	Bedarf bei weitem gedeckt	17,3	Bedarf bei weitem gedeckt
Vit. B_1	1 bis 1,5	1,3	Mangel-Risiko	2,4	Bedarf bei weitem gedeckt	2,9	Bedarf bei weitem gedeckt
Vit. B_2	1,5 bis 2,5	1,4	Mangel möglich	1,6	Bedarf gedeckt	1,6	Bedarf gedeckt
Vit. B_3	20	15,1	Mangel möglich	20,0	Bedarf gedeckt	21,2	Bedarf gedeckt
Vit. C	50 bis 75	135	Mangel-Risiko	138	Bedarf gedeckt	165	Bedarf bei weitem gedeckt
Vit. E	5 bis 20	7	Mangel möglich	15	Bedarf gedeckt	24	Bedarf bei weitem gedeckt
Zusammenfassung		Phosphor- und Kalziumbedarf gedeckt, aber für alle anderen Grundelemente besteht die Gefahr eines Mangels		Bedarf gerade noch gedeckt		Bedarf gedeckt, meist sogar mit genügendem Überschuß. ± Der genaue Übergang von genügender Zufuhr zur Mangelerscheinung kann nicht festgestellt werden. Daher ist ein großer »Sicherheitsspielraum« immer wünschenswert	

Kommentar
Bedarf gedeckt bei allen drei Ernährungsweisen
Bedarf gedeckt bei allen drei Ernährungsweisen
Mangelerscheinung bei der Durchschnittskost des Mitteleuropäers; außerdem ist die wirkliche Zufuhr geringer als die berechnete Menge (Verlust durch Kochen im Wasser und Magnesiummangel im Ackerboden)
Hier gilt dasselbe wie für Magnesium. Nach Schuphan ist der Eisengehalt im biologisch angebauten Spinat doppelt so hoch wie der Eisengehalt im konventionell angebauten Spinat
Hier gilt dasselbe wie für Magnesium und Eisen; der Kupfermangel in der herkömmlichen Ernährungsweise wird bestätigt durch die Wirksamkeit von Kupfer in der Heilkunde
Mit der Durchschnittskost des Mitteleuropäers können Mangelerscheinungen auftreten, da die Umwandlung von Karotin in Vitamin A teilweise, vor allem durch die Nitrate, gehemmt wird
Mangelerscheinungen können durch die Durchschnittskost des Mitteleuropäers durch Vitaminverluste beim Kochen und durch erhöhten Bedarf (bei übermäßigem Zucker- und Alkoholgenuß) auftreten
Durch die Durchschnittskost des Mitteleuropäers kann ein Vitamin-B_2-Mangel auftreten, um so mehr, als die Darmflora oft durch falsche Ernährung oder durch Antibiotikaaufnahme gestört wird
Hier gilt dasselbe wie für Vitamin B_2
Mangel ist möglich durch die Durchschnittskost des Mitteleuropäers; die errechnete Zufuhr von 135 mg ist höher angesetzt als die Zufuhr effektiv ist: 82 mg, also der Hauptanteil, stammt aus Kartoffeln, die durch Lagerung und Kochdauer bis zu 90% ihres Vitamingehaltes verlieren können
Die Bedarfswerte werden von jedem Autor anders angesetzt. Vitamin-E-Mangel tritt bei zu hohem Konsum von raffinierten Ölen auf
Der tägliche Bedarf und die eigentliche Zufuhr (die Verluste und die verschiedenen Zusammensetzungen der Nahrungsmittel mit berücksichtigt) sind bekannt. Es ist sehr schwer zu sagen, in welchem Fall Mangelerscheinungen auftreten! Eines steht fest: die Getreidekost liefert dem Organismus wesentlich mehr wichtige Substanzen, vor allem jene, an denen es oft mangelt – Magnesium, Eisen, Spurenelemente und Vitamine

F. Fettstoffe

Bei der herkömmlichen Kost bestehen 40% der Kalorien aus Fetten,[1] gegenüber 20% bei Getreidekost und etwa 30% bei der gemischten Kost.
Bei Getreidekost sind 80% der Fette pflanzlicher Natur, und diese führen dem Organismus hauptsächlich ungesättigte Fettsäure zu.
In der herkömmlichen Ernährungsweise sind 60 bis 70% der Fette tierischen Ursprungs und führen daher auch fast nur gesättigte Fettsäure zu.
Die Getreidekost hat, gemessen an der herkömmlichen, keine nachteiligen Wirkungen wie zu viele Fettstoffe und zu viele gesättigte Fettsäuren.

G. Kohlenhydrate (Zucker und Stärke)

Die Energiezufuhr durch Kohlenhydrate ist bei Getreidekost wesentlich höher als die der herkömmlichen Kost, jedoch ist der Ursprung der Kohlenhydrate eben absolut verschieden:

- Herkömmliche Kost: 50% der Kohlenhydrate sind hier schnell assimilierbarer Zucker, wie Fruchtzucker (17%) und hauptsächlich Saccarose aus Zuckerrüben und Zuckerrohr (32%).
- Getreidekost: Nur 15% der Kohlenhydrate sind schnell assimilierbar (hauptsächlich der Fruchtzucker); der Rest stammt aus Getreide- und Hülsenfruchtstärke.

Es wurde schon erwähnt, daß wir den raffinierten Zucker, der nichts als »leere« Kalorien bringt, meiden sollen. Es muß auch ein Unterschied gemacht werden zwischen dem Fruchtzucker (Glukose) und den komplexen Kohlenhydraten von Getreide, Hülsenfrüchten und Knollen.
Der Fruchtzucker wird vom Organismus schnell absorbiert: das ist nicht unbedingt ein Vorteil, denn z. B. bei körperlichen Anstrengungen ist eine progressive Zuckerverarbeitung des Organismus günstiger. Dies trifft zu, wenn Kohlenhydrate in Form von Stärke dem Organismus geliefert werden, denn sie verändern sich nach und nach in einfache Kohlenhydrate.
Gegen eine direkte Assimilierung des Zuckers – wie bei der Glukose des Obstes – gibt es keinerlei Bedenken, solange

[1] Es gibt Fette, etwa Öl, Butter und Margarine, sowie »versteckte« Fettstoffe, die in Fleisch, Milchprodukten, Getreide usw. enthalten sind.

- die ganze Frucht und nicht nur der Saft gegessen bzw. getrunken wird
- und wenn nicht zu viele süße Früchte auf einmal gegessen werden (z. B. getrocknetes Obst).

Warum soll eine ganze Frucht dem Fruchtsaft vorgezogen werden?
Nehmen wir die gleiche Menge Äpfel, einmal die ganze Frucht, einmal nur den Apfelsaft. Trinken wir den Saft, dann steigt der Blutzucker stark an, während er beim Genuß der ganzen Frucht praktisch gleich bleibt. Die ganze Frucht enthält eben die Zellulose, die die Glukoseverarbeitung des Organismus regelt. Fruchtsäfte sind zwar deshalb aus unserer Ernährung nicht auszuschließen, aber sie sollten nur in geringen Mengen getrunken werden.
Warum sollen wir nur wenig süßes Obst essen?
Weil Glukose ein paar der Nachteile des raffinierten Zuckers hat: essen wir größere Mengen süßer Früchte, dann steigt der Glukoseanteil im Blut plötzlich an und zwingt die Bauchspeicheldrüse zur Insulinproduktion (Insulin regelt den Glukoseanteil im Blut). Wiederholt sich diese plötzliche Glukosezufuhr, dann ermüdet der Organismus, und es kann somit eine Bereitschaft für Zuckerkrankheit geschaffen werden.

H. Die Faserstoffe

In letzter Zeit wird oft von der Bedeutung der Faserstoffe in der Ernährung gesprochen – welch späte Entdeckung! Die Chemiker hatten früher in den Faserstoffen nichts für den Organismus Verwertbares entdeckt, da sie ja hauptsächlich aus Zellulose bestehen, und sie erklärten, Faserstoffe seien unnütz. Logisch gedacht, aber falsch; wie immer, wenn logische Überlegungen die Beobachtungen von Tatsachen verdrängen. Heute ist die Bedeutung der Faserstoffe bekannt: sie sind unentbehrlich für eine gute Verdauung, sind das einzige wirksame Mittel gegen Verstopfung, und sie regulieren die Glukoseverarbeitung. Außerdem kam es bei allen Völkern, deren Ernährung viele Faserstoffe enthält, nur selten zu Blinddarmentzündungen, Darmpolypen, Grimmdarm- und Mastdarmkrebs. Man wird vielleicht noch andere Eigenschaften jener Faserstoffe entdecken, die vor allem im Vollgetreide (auch Kleie besteht größtenteils aus Zellulose), in Hülsenfrüchten und in geringerem Ausmaß in Obst und Gemüse enthalten sind. Die Getreidekost ist reich an Faserstoffen: alle, die sich mit dieser Kost ernähren, haben keine Verdauungsschwierigkeiten.

Zusammenfassung

Eines steht fest: die Getreidekost ist für den Organismus besser als die herkömmliche. Es gibt viele Varianten: der Anteil an Getreide, Obst, Gemüse und Milchprodukten kann je nach den regionalen Angeboten der Jahreszeit und den Reaktionen des Organismus wechseln. Kleine Mengen Fleisch und Fisch als Ergänzung sind ebenfalls erlaubt: sie haben keine Nachteile für unsere Gesundheit, obwohl dies strenge Vegetarier oft behaupten. Ich selbst sehe darin nur einen Vorteil: die Lust des Feinschmeckers.

Der Nährwert der gemischten Kost liegt zwischen dem der herkömmlichen Ernährungsweise und dem der Getreidekost, nur vielleicht etwas näher der letzteren. Wenn wir uns alle der gemischten Kost bedienten, wäre das schon ein enormer Erfolg.

Vergleich des Selbstkostenpreises der drei Ernährungsmethoden (in ffrs)

	Preis/kg		Ernährung des Durchschnittsfranzosen		
	Gängige Produkte	Biologische Produkte	Täglicher Verbrauch (g/Tag)	Ausgaben pro Tag für gängige Produkte	Ausgaben pro Tag für biologische Produkte
Vollwertgetreide	3,50	4,50	0	0	0
Raff. Getreide	5,00		160	0,80	0,80
Hülsenfrüchte	7,00	10,00	5	0,04	0,05
Kartoffel	1,00	1,50	240	0,24	0,36
Grüngemüse	3,00	4,00	260	0,78	1,04
Frisches Obst	3,00	4,50	200	0,60	0,90
Ölhaltige Früchte	20,00	25,00	5	0,10	0,13
Fleisch	35,00	–	220	7,70	7,70
Fisch	25,00	–	30	0,75	0,75
Eier	8,00	12,00	60	0,48	0,72
Milch + Joghurt	2,00	2,50	280	0,56	0,70
Käse	20,00	28,00	50	1,00	1,40
Butter	20,00	25,00	28	0,56	0,70
Öl	10,00	15,00	40	0,40	0,60
Margarine	8,00	–	6	0,05	0,05
Zucker	4,00	6,00	100	0,40	0,60
Verschiedenes	–	–	–	0,80	0,80
Total	–	–	–	15,26	17,30

3. Die Kosten:
Wie man sich für weniger als 8 DM pro Tag gesund ernähren kann

Es wird oft behauptet, daß eine Ernährung mit naturbelassenen oder biologischen Produkten luxuriös wäre und nur jenen vorbehalten bliebe, »die es sich leisten können«. Preise von Gemüse, Getreide und Marmeladen aus Reformhäusern werden als Beweis angeführt. Es stimmt auch tatsächlich; diese Produkte kosten hier doppelt soviel wie im normalen Handel. Die Ernährungsweise, die wir vorschlagen, kostet weniger als die herkömmliche Kost, aber unter folgenden Voraussetzungen:

- des Einkaufs: viele Produkte können direkt vom Erzeuger oder am Markt gekauft werden;
- der Ernährung: vermeiden oder verringern wir doch den Genuß von Unnützem, Schädlichem und zu Teurem, wie z. B. von Fleisch, Konservenkost, Süßspeisen und Fetten usw.

Gemischte Kost			Getreidekost		
Verbrauch (g/Tag)	Ausgaben pro Tag für gängige Produkte	Ausgaben pro Tag für biologische Produkte	Verbrauch (g/Tag)	Ausgaben pro Tag für gängige Produkte	Ausgaben pro Tag für biologische Produkte
280	0,98	1,26	400	1,40	1,80
0	0	0	0	0	0
30	0,21	0,30	50	0,35	0,50
100	0,10	0,15	50	0,05	0,08
300	0,90	1,20	400	1,20	1,60
200	0,60	0,90	200	0,60	0,90
20	0,40	0,50	20	0,40	0,50
50	1,75	1,75	0	0	0
20	0,50	0,50	0	0	0
25	0,20	0,30	15	0,12	0,18
200	0,40	0,50	150	0,30	0,38
30	0,60	0,84	10	0,20	0,28
15	0,30	0,38	5	0,10	0,13
30	0,30	0,45	20	0,20	0,30
0	0	0	0	0	0
30	0,12	0,18	5	0,02	0,03
–	0,80	0,80		0,80	0,80
	8,06	10,01		5,74	7,48

Der Vergleich der Selbstkostenpreise der drei Ernährungsarten zeigt, daß die Ernährung auf Getreidebasis nur halb soviel kostet wie unsere Durchschnittskost – weniger als 8 DM pro Tag und pro Person –, wobei die Ausgaben für biologische Produkte berechnet wurden. Sogar wenn einige Produkte teuer in Reformhäusern gekauft werden, bleiben die Gesamtausgaben unter den Ausgaben für die Durchschnittskost, berechnet mit Durchschnittspreisen. (Um Mißverständnisse zu vermeiden, wurden die Angaben Auberts nicht in DM umgerechnet, sondern in F angegeben.)
Wer einen eigenen Garten besitzt und sich selbst versorgen kann, kommt mit weniger als 5 DM pro Tag aus, ohne dabei auf irgend etwas verzichten zu müssen. Bei finanziellen Schwierigkeiten kann man sich auch mit weniger – mit ca. 4 DM pro Tag – ausgewogen und angenehm ernähren, es muß aber auf teure Getreide-, Gemüse- und Obstsorten verzichtet und der Genuß tierischer Produkte eingeschränkt werden.
Gartenbesitzer haben einen weiteren Vorteil: sie ersparen sich das mühsame Einkaufen. Das Brot wird selbst gebacken, Gemüse wächst im Garten, Getreide, Hülsenfrüchte und getrocknetes Obst werden eingelagert. Wer keine Kuh oder Ziege halten kann, jedoch Milch und Sauermilch gerne trinkt, muß eben einmal wöchentlich Milch einkaufen. Unabhängig zu sein vom Bäcker, Fleischer und Lebensmittelhändler ist praktisch und zeitsparend zugleich.

Selbstkostenpreis je nach Ernährungsweise

	Selbstkostenpreis pro Person und Tag		Monatliche Ausgaben für 4 Personen	
	Mit den gängigen Produkten	Mit biologischen Produkten	Mit den gängigen Produkten	Mit biologischen Produkten
Ernährung des Durchschnittsfranzosen	15,30 F	17,30 F	1836 F	2076 F
Gemischte Kost	8,10 F	10,00 F	972 F	1200 F
Getreidekost	5,70 F	7,50 F	684 F	900 F

4. Einsparung von Anbaufläche und Energie

Weltweit stellt sich das Problem immer vordringlicher, die anbaufähige Fläche rationell zu bewirtschaften. Jedes Jahr verringert sich die für den Menschen zur Verfügung stehende Anbaufläche. Es ist deshalb notwendig, neue Anbau- und Ernährungsmethoden zu entwickeln, die es ermöglichen, ein Maximum an Menschen mit dem Ertrag aus dem vorhandenen Boden zu ernähren.

Der Vergleich der drei Ernährungsmethoden unterstreicht diese Theorie: für Getreidekost braucht man, verglichen mit der Ernährung des Durchschnittsmenschen in unseren Breiten, nur ein Viertel der Anbaufläche. Weniger als 0,5 Hektar genügen für die Ernährung einer Familie mit vier Personen (für Getreidekost), hingegen benötigt dieselbe Familie für die herkömmliche Ernährungsart 2 Hektar. Die große Differenz der Werte geht natürlich auf den Genuß tierischer Produkte in unserer herkömmlichen Ernährung zurück: um die gleiche Nahrung auf tierischer Basis produzieren zu können, benötigt man gegenüber der Ernährung mit pflanzlichen Stoffen fünf- bis zehnmal mehr Anbaufläche. Bei gemischter Kost braucht man für die Versorgung eines Vier-Personen-Haushaltes etwas weniger als 1 Hektar, also die Hälfte, verglichen mit dem Bedarf bei herkömmlicher Kost.

Die Sonne als kostenloser und unerschöpflicher Energiespender hat dem Menschen bis zum Beginn der Industrieepoche genügt. Überall auf der Welt produzierte die traditionelle Landwirtschaft zusätzliche Energie mit nur geringen fossilen Energiequellen. Die einzige echte Energiequelle war die menschliche und die tierische Kraftleistung; auch sie war durch die Pflanzen, mit denen sich Menschen und Tiere ernährten, von der Sonnenenergie abhängig.

Mit der Industrialisierung der Landwirtschaft steigt die Verwendung fossiler Energiequellen im landwirtschaftlichen Bereich. In allen modernen landwirtschaftlichen Verfahren wird diese Energie gebraucht, z. B. bei der Mechanisierung (Kraftstoff + Energieaufwand für den Maschinenbau), beim Düngen, beim Unkrautvertilgen, beim Trocknen der Ernte usw.

Anderseits wird für die Tieraufzucht letztlich mehr Energie verbraucht als für den Pflanzenanbau. Mit den modernen landwirtschaftlichen Verfahren benötigt man zwischen 0,2 und 0,5 Fossil-Kalorien für die Produktion einer Pflanzen-Kalorie; für eine Kalorie in Form von Milch oder Fleisch benötigt man sogar 2 bis 10 Kalorien. Die Energiebilanz der drei Ernäh-

rungsmethoden bestätigt die eben erwähnten Angaben: für die herkömmliche Ernährung benötigt man sechsmal mehr Energie als für die Kost auf Getreidebasis (für diese Berechnung werden die gleichen Produktionsmethoden angenommen.
Mit den Techniken des biologischen Landbaus benötigt man für die Getreidekost nur halb soviel Energie. Mit dem technischen Aufwand der modernen Landwirtschaft und der aktuellen Ernährungsweise ist der Energieverbrauch zwölfmal so hoch. Die moderne Landwirtschaft verbraucht für den Ernährungsbedarf ungefähr 2,5 Kalorien für jede produzierte Kalorie. Mit den Methoden der biologischen Landwirtschaft und der Getreidekost ist ein Energieverbrauch von 0,25 Kalorien bei Produktion einer Kalorie festzustellen.

Bodenoberfläche und Energieaufwand je nach Ernährungsweise

	Benötigte Fläche		Jährlicher Energieverbrauch	
	für die Ernährung einer Person pro Jahr	für die Ernährung der französischen Bevölkerung	pro Person/ pro Jahr (in kcal)	Frankreich pro Jahr (in Millionen Erdöltonnen)
Ernährung des Durchschnittsfranzosen	4200 m^2	22,3 Mill. ha	7700	14,9
Gemischte Kost	1900 m^2	10,1 Mill. ha	2800	5,4
Getreidekost	1000 m^2	5,3 Mill. ha	1200 (600 mit biologischem Landbau)	2,3 (1,5 mit biologischem Landbau)

Diese Zahlen betreffen nur den Energiebedarf im Bereich der landwirtschaftlichen Erzeugung. Würden wir das gesamte landwirtschaftliche Ernährungssystem berechnen, das heißt den gesamten Energieverbrauch vom Anbau bis zum Zeitpunkt, da das Produkt auf dem Teller des Verbrauchers liegt, kämen wir auf 5 Fossil-Kalorien pro produzierter Kalorie. Mit einem ökologisch bewußten Ernährungsmodus (biologischer Landbau, Getreidekost, reduzierte Verwendung konventioneller Ernährungsprodukte, Konsum von Obst und Gemüse der Region, meiden von Gefrierkost usw.) wird der Verbrauch von Fossil-Energie geringer. Es kommt zu einem Bedarf von weniger als einer Fossil-Kalorie für die Produktion einer einzigen Kalorie. Es könnten daher mindestens vier Fossil-

Kalorien eingespart werden; das ergäbe beispielsweise für Frankreich 240 mal 10^{12} Kalorien oder ein Äquivalent von 24 Millionen Tonnen Erdöl.

5. Eine für alle Menschen gültige Ernährungsform

Die Ernährungsgewohnheiten in den Industrieländern sind die Gewohnheiten der Reichen, und gerade deshalb können sie nicht verallgemeinernd für die ganze Menschheit gelten.
Die Ernährungsweise, die wir, den regionalen Gegebenheiten angepaßt, empfehlen, scheint uns für alle Menschen richtig zu sein. Eine gute Ernährung allein genügt nicht, genauso wie gute landwirtschaftliche Techniken allein nicht genügen: beide müssen sie übereinstimmen, damit der Weg vom Anbau zum Verbraucher stimmt; das heißt, wenn die Menschen sich richtig ernähren wollen, muß jedes Glied einer langen Kette stimmen:

- es muß erreicht werden, daß mit den landwirtschaftlichen Techniken bei großem Ertrag die Fruchtbarkeit des Bodens erhalten bleibt und die Produktion von Qualitätsnahrung garantiert ist;
- die Nahrungsmittelverarbeitung darf nicht kostspielig sein, die Qualität muß erhalten bleiben, ja sogar verbessert werden (Gärung, Keimen).
- Es muß für uns Menschen möglich werden, uns qualitativ und quantitativ gut zu ernähren, ohne dabei Bodenflächen, Energien und Rohstoffe zu verschwenden.

Leider geht die moderne Entwicklung in entgegengesetzte Richtung: die Bevölkerung der dritten Welt will ihre Landwirtschaft verindustrialisieren, Fabriken für Milchpulver oder Coca-Cola bauen und die wissenschaftlichen Ernährungsgewohnheiten annehmen. Diese Bestrebungen müssen aufgehalten werden, und auch wir sollten uns grundsätzlich ändern: Gehen wir doch zurück auf die reichen Erfahrungen der traditionellen Landwirtschaft und Ernährung, besinnen wir uns auf die neuesten wissenschaftlichen Erkenntnisse, die auf lange Sicht, zusammen mit den landwirtschaftlichen Ernährungsmethoden, es ermöglichen könnten, den Menschenbedürfnissen zu genügen; und diese Methoden sind bekannt: wir haben in diesem Buch eine Übersicht gegeben. Eine Bedingung – die wohl am schwersten erfüllbar – bleibt offen: der politische Wille, jene Methoden durchzusetzen, die nicht gerade dem Interesse der Multinationalen entsprechen.

15. Kapitel
Lösungen von Ernährungsproblemen

1. Wie verliert man überflüssige Kilos?

Es wirkt geradezu anmaßend, daß ich diesem Thema nur so kleinen Raum in meinem Buch widme, wo es doch Dutzende Bücher über dieses Problem gibt. Die verschiedensten Abmagerungsdiäten werden allen jenen empfohlen, die abnehmen müssen. Lassen wir die pathologischen Fälle beiseite und beschränken wir uns auf jene, die durch schlechte Ernährungsweise zugenommen haben. Die Ursachen der Überernährung, denn darum handelt es sich zum Großteil, und somit vieler dadurch entstandener Krankheiten ist darin zu suchen, daß wir unserem Organismus zu viel Energie zuführen, bis das Hungergefühl gestillt ist. Dagegen gibt es Pillen: sie sind unnötig teuer und mehr oder weniger gefährlich.
Und dabei gibt es Nahrungsmittel, die sättigen, genug Nährstoffe und doch wenige Kalorien enthalten. Beginnen wir also damit, »leere« Kalorien zu meiden: Zucker und einen Großteil der Fettstoffe. Welche Nahrungsmittel sättigen und machen nicht dick? Jeder von uns denkt sofort an Gemüse und Fleisch (Dr. Atkins und andere). So kommt es zu eiweißreicher Kost, denn großer Fleischkonsum enthält zu viel tierisches Eiweiß, saturierte Fette und Gifte (außerdem ist diese Diät sehr teuer). Gemüse ist weniger sättigend und enthält weniger Nährstoffe. Die Kombination Fleisch + Gemüse ist an sich vernünftig, aber es gibt eine einfachere und billigere Lösung: Vollwertgetreide + Gemüse! Getreide zum Abnehmen? wird man fragen. Das ist doch ein Scherz, denn Getreide enthält viele Kohlenhydrate. Kohlenhydrate sind bei allen Abmagerungsdiäten verboten und gelten ebenso wie Fettstoffe als »Dickmacher«. Nein, denn alle, die sich mit einer Kost auf Getreidebasis ernähren, haben, ohne zu

hungern und bei Verbesserung ihres Gesundheitszustandes, ihr überschüssiges Fett abgebaut.
Für diesen scheinbaren Gegensatz gibt es eine einfache Erklärung: Die meisten Getreidearten absorbieren während der Kochzeit das Doppelte ihres Wassergehaltes; 1 g gekochtes Getreide enthält nur 1,02 Kalorien. Dazu ein Vergleich: 1 g Zucker (raffiniert oder unraffiniert) entspricht 4 Kalorien; 1 g tierisches oder pflanzliches Fett nicht weniger als 9 Kalorien. Süßspeisen, so vernünftig sie auch zubereitet sind, enthalten pro g 5 bis 6 Kalorien, sobald sie etwas mehr Zucker, Honig oder Fett enthalten. Wer von uns 1 kg gekochtes Getreide essen will, muß schon einen ordentlichen Appetit haben. Denn das Getreide vermittelt rasch ein Sättigungsgefühl. 1 kg gekochtes Getreide enthält aber nur 1200 Kalorien, das entspricht etwa der Hälfte des täglichen Kalorienverbrauchs. Wird aber dem Getreide reichlich Fett beigegeben, oder nascht man zwischendurch, dann hat man keine Chance, abzunehmen.
Diese mathematische Aufstellung ist nicht die einzige Erklärung für eine Abmagerungsdiät auf Getreidebasis. Diese Ernährungsweise verändert nämlich den Stoffwechsel und verbessert die allgemeinen Funktionen unseres Organismus. Diese Fakten zählen mehr als jede weitere Erklärung.
Ich kenne niemanden, der mit Hilfe der Getreidekost und mit Einschränkung von Fett und Zucker nicht sein normales Gewicht wieder erhalten hätte.

2. Ist Getreide bei sitzender Lebensweise bekömmlich?

Vom Getreide sagt man, es sei ein »Dickmacher«, führe zu schlechter Verdauung und sei daher für alle Menschen mit sitzender Lebensweise nicht bekömmlich. Es stimmt, daß einige Vollgetreidesorten schwer verdaulich sind und von Menschen mit sitzender Lebensweise, vor allem, wenn ihre Verdauung nicht in Ordnung ist, schlecht vertragen werden. Jeder muß an sich selbst erproben, welche Diät ihm am besten zusagt, und dann entscheiden, welche Getreidesorten in welchen Mengen ihm am bekömmlichsten erscheinen. Merken wir uns folgende Regeln:
a) Haben Sie Schwierigkeiten mit der Verdauung, dann meiden Sie Vollgetreide: besser ist Getreide ohne Kleie oder leichtgemahlenes Mehl;
b) seit undenkbaren Zeiten gibt es drei verschiedene Methoden, das Getreide leicht verdaulich zu machen:

● Das Anrösten: die Körner oder das Mehl werden leicht angeröstet; dadurch verändert sich ein Teil der Stärke zu Dextrin, und das Getreide wird bekömmlicher. Angeröstetes Mehl ist besonders Kindern zu empfehlen.
● Das Keimen: siehe 13. Kapitel.
● Die Gärung: siehe 12. Kapitel.
c) Einige Getreidesorten sind leichter verdaulich als andere: Reis, Hirse und Buchweizen sind leichter verdaulich als Gerste, Hafer oder Weizen (es sei denn, sie werden zu Brot verarbeitet oder vorgekocht, wie etwa für die Boulghour-Zubereitung).
d) Einige Getreidesorten, wie z. B. Hafer, wirken stopfend und sollten daher von Menschen mit sitzender Lebensweise nur in geringem Maße gegessen werden.
e) Eine Regel gilt für alle Getreidesorten: gutes Kauen ist die wichtigste Voraussetzung für eine gute Verdauung.
f) Abends sollten wir nie große Getreideportionen essen.

3. Wie können wir Nährstoffmängel vermeiden?

In der heutigen Ernährung kommt es immer öfter zu Vitamin- und Mineralien-Mangelerscheinungen. In Fachbüchern wird als Schutz dagegen eine abwechslungsreiche Ernährungsweise empfohlen. Statistisch gesehen, hätten wir so die Chance, uns mit allen nötigen Substanzen zu versorgen. Es stimmt, daß wir eine abwechslungsreiche Kost brauchen, aber deshalb müssen wir nicht zu Nahrungsmitteln aus fremden Ländern greifen. Sehen wir uns doch die Ernährung der »primitiven Völker« an: sie hatten, entgegen dem ersten Eindruck, eine sehr abwechslungsreiche Kost; neben zwei oder drei Arten von Getreide und Gemüse als Hauptnahrung aßen sie Obst, wilde Kräuter, Fisch, Algen, Tiere und Milchprodukte. In alten Gartenbüchern finden wir die Beschreibung von wesentlich mehr Gemüsesorten als in den modernen Fachwerken. Wer pflanzt heute noch Melde, Rapunzel, den knolligen Kerbel, Erdmandel usw. an? Dr. Maurizot stellte fest,[1] daß noch vor einer oder zwei Generationen die sparsame Hausfrau mindestens vierzig verschiedene Gemüsesorten kannte, die heute fast ganz von unserem Speiseplan verschwunden sind. Heute kennt man wenige Pflanzen und wenige Zubereitungsarten.

[1] In: Histoire de l'alimentation végétale.

Es gibt kein Universalmittel gegen Mangelerscheinungen: am besten wendet man die Erfahrungen an, die in diesem Buch mitgeteilt werden. Erfahrungen also über die landwirtschaftliche Produktion, über die Lebensmittelverarbeitung, über Diäten, über frische Lebensmittel und über Kochgewohnheiten.
Beobachte die Reaktion deines Organismus, er ist der beste Zeuge für die Ernährungsqualität. Sind wir trotz guter Ernährung und entsprechender Lebensweise immerzu müde, oft krank oder erkältet, dann stimmt irgend etwas nicht. Wir sollten geduldig die Ursache unseres Unbehagens gemeinsam mit einem Arzt suchen, und zwar mit einem Arzt, der eher die Ursachen einer Krankheit sucht, und nicht gleich beginnt, die Symptome zu bekämpfen. Es gibt solche Ärzte, wenn auch sehr wenige.

4. Darf man seine Ernährung plötzlich umstellen?

Je nach Gesundheitszustand soll die Übergangsperiode mehr oder weniger lang dauern. Eine allgemeingültige Regel dafür gibt es nicht, allein die Reaktion unseres Organismus kann uns leiten. Für alle Menschen, die viele Medikamente, im speziellen Antibiotika, einnahmen, wird es eine Weile dauern, bis sich die Darmflora normalisiert hat.
Eines können wir jedoch sofort tun: den Konsum von Zucker, Fetten und Fleisch reduzieren. Vollwertgetreide sollten wir zunächst maßvoll essen. Zu Beginn nur die leichtverdaulichen Getreidesorten, wie Reis, Hirse, Buchweizen, Boulghour usw. Wer regelmäßig Kaffee oder Tee getrunken hat, sollte langsam, nicht zu plötzlich, den Konsum einschränken, da sich der Organismus an die anregende Wirkung gewöhnt hat und nicht von heute auf morgen darauf verzichten kann. Das Ende einer Ernährungsweise, vor allem der Verzicht auf Fett und Zucker, fällt anfangs schwer. Ein ungesüßtes Joghurt erscheint geschmacklos, aber mit etwas Ausdauer verspürt man nach einiger Zeit – soferne wir nicht nach dem ersten Versuch kapituliert haben – kein Verlangen mehr nach Zucker.

5. Kann man Herzkranzgefäßerkrankungen und Krebs durch die Ernährung vorbeugen bzw. diese Krankheiten heilen?

Ja, vorbeugen können wir zweifellos. Mit der von uns empfohlenen Ernährungsweise kann der Ausbruch von Herzkranzgefäßerkrankungen und einiger Krebserkrankungen verhindert werden. Natürlich können auch andere Faktoren zu Krebs führen oder zumindest eine Bereitschaft schaffen: z. B. die Schadstoffe in der Luft und im Wasser, Plastikmaterial, Chemikalien und natürlich der Tabak. Falsche Ernährung ist jedoch meistens schuld an der Sterblichkeit an Krebs. Darmkrebs ist direkt mit der Ernährungsweise verbunden: einer unter 25 Menschen wird davon befallen, und jeder vierzigste stirbt daran. Eine gesunde und genügsame Ernährung ist die einzige Vorbeugung dagegen. Das Ausheilen von Herzkranzgefäß- und Krebserkrankungen durch eine abgestimmte Ernährung ist bei weitem nicht so einfach wie eine Vorbeugung.

Die Krankheit kann durch eine Ernährungsänderung besiegt werden, aber das ist abhängig von der Lokalisierung und dem Stadium der Erkrankung sowie von der Reaktionsfähigkeit des Organismus, vom Willen des Erkrankten (und seiner Umgebung), eine Diät genau einzuhalten. Ist eine Krankheit einmal zu weit fortgeschritten, so ist eine Heilung ausgeschlossen. Bei Herzkranzgefäßerkrankungen kann mit einer entsprechenden Diät eine Verschlechterung des Zustandes verhindert und die Schäden können, soferne sie nicht zu weit fortgeschritten sind, behoben werden. Vorbeugen ist besser als heilen – so heißt ein Sprichwort: das sollte die goldene Regel der Mediziner und einer gesunden Ernährung sein. In China hat man früher den Arzt bezahlt, solange man gesund war; wurde man jedoch krank, hat man aufgehört, zu bezahlen: eine gesunde Ansicht über die medizinischen Praktiken.

16. Kapitel
Kochen, Gesundheit und Gastronomie

1. Kochen ist eine verantwortungsvolle Aufgabe

In der Küche wird über »Wohl und Wehe« unserer Gesundheit entschieden. Kochen ist eine wichtige Aufgabe: »Deine Nahrung soll deine Medizin sein«, sagte schon Hypokrates. Für alle verheirateten Männer heißt das: »Deine Frau sei dein Arzt.«
Alles, was wir tagtäglich zu essen bekommen, ist eine Kompromißlösung. Wir sind abhängig von

- der Zeit, die uns zum Kochen übrigbleibt,
- von den finanziellen Möglichkeiten,
- vom Bemühen, ein gutes Essen vorzubereiten, und
- vom Bemühen, etwas Gesundes zu essen.

Wir sollten mehr über Diäten wissen und über die Kochkunst jener, die uns das Essen zubereiten. Hierzulande kennt man unzählige Filet-Rezepte, aber die Grundbegriffe des gesunden Kochens sind vielfach unbekannt. Die klassische Diätetik wird kaum gelehrt – und außerdem, auch sie ist fehlerhaft. Manche Mütter wollen nur Speisen kochen, die auch »wirklich schmecken«: »Ich koche ihnen Pommes frites, Steaks oder Eier, das essen sie gern.« Wie reagiert aber darauf unser Organismus? Wie reagieren das Zirkulationssystem oder jene Organe, die überbeansprucht werden? Jeden Tag ein bißchen zuviel Fett, ein bißchen zuviel Zucker, zuwenig Vitamine oder Spurenelemente – so werden gute Bedingungen für einen Infarkt oder Krebserkrankungen geschaffen, die vielleicht in zehn, zwanzig oder dreißig Jahren auftreten können. Kochen = Verantwortung haben; damit unsere Gesundheit erhalten bleibt, müssen wir

- die Regeln für eine gesunde Ernährung kennen;
- gesund und zugleich geschmackvoll kochen können;

- den Willen und den Wunsch nach einer Ernährungsänderung haben und diesen auf die ganze Familie übertragen können.

2. Die echte Kochkunst

Eine großartige Reihenfolge von Speisen, ein glanzvolles Menü, das von vielen Feinschmeckern geschätzt werden würde: dafür muß man Talent haben. Kochen kann aber jeder von uns: dazu gehören nicht mehr als gute Zutaten, das richtige Kochbuch und ein bißchen Übung. Mit wenigen einfachen und billigen Zutaten ist es schwer, und dabei sollen auch noch Fette und Zucker gemieden werden? Versuchen Sie doch einmal, eine gute Nachspeise mit nur wenig Zucker und ohne Butter herzustellen; versuchen Sie einmal, ohne Fett oder nur mit wenig Fett gut zu kochen, oder eine köstliche Getreidespeise mit Gemüse herzustellen! Mit Phantasie und dem Wissen um diese Kunst kann es gelingen. Denn echte Kochkunst besteht darin, gut, geschmackvoll, gesund und zugleich sparsam, einfach und abwechslungsreich kochen zu können – abwechslungsreich mit nur wenigen Zutaten, geschmackvoll mit etwas Fett, tierischen Produkten und Zucker.

Bei jedem Nahrungsmittel muß der ihm eigene Geschmack hervorgehoben werden. Heute haben die Grundnahrungsmittel meist keinen Geschmack mehr; den bekommen sie erst durch Saucen oder Gewürze. Getreide oder Gemüse haben einen spezifischen feinen Geschmack, den unsere Geschmacksnerven nur noch schwer wahrnehmen, da sie an zu starkes Würzen gewöhnt sind. Wir müssen uns wieder dazu erziehen, den Geschmack der Naturprodukte, so wie sie sind, schmecken zu können, das heißt nicht, daß wir alle Zutaten, wie Saucen oder Gewürze, verbannen sollen; nein, ganz im Gegenteil, wir sollten sie nur behutsam verwenden und ihnen ihren eigenen Wert wiedergeben. Ihre Aufgabe besteht darin, bei jeder Speise den Eigengeschmack hervorzuheben.

3. Wähle nur Qualitätsprodukte!

Die wichtigste Voraussetzung für gutes Essen sind Qualitätsprodukte: sie sollen nicht durch industrielle Behandlung oder durch zu lange Lagerung unter schlechten Bedingungen denaturiert sein. Es sollten nur Produkte erster Wahl sein. Biologische Nahrungsmittel entsprechen diesen Ansprüchen. Selbst dem besten Koch wird es nicht gelingen, einen guten Kuchen aus geschmacklosen, wäßrigen Äpfeln zu backen, oder aus Kraut, das auf chemisch verseuchtem Boden gewachsen ist, ein gutes Sauerkraut zuzubereiten.

● Frisches Gemüse

Je frischer das Gemüse, um so geschmackvoller und nahrhafter die Speise. Mit Grüngemüse, das tagelang transportiert, in kalten Räumen und auf Stellagen gelagert wurde, kann man nicht gesund und gut kochen. Wie aber kommen wir am sichersten zu frischem Gemüse? Indem wir es selbst anbauen. Ist das nicht möglich, kaufen wir am besten beim Erzeuger oder am Markt, beim biologischen Landwirt. Müssen Sie jedoch im Reformhaus einkaufen, dann versuchen Sie, den Anlieferungstermin zu erfahren, um so das Gemüse möglichst frisch erhalten zu können. Der Vitaminverlust durch Lagerung ist beachtlich: Grüngemüse, das bei normaler Tem-

Vitamin-C-Gehalt der Kartoffel während der Lagerzeit

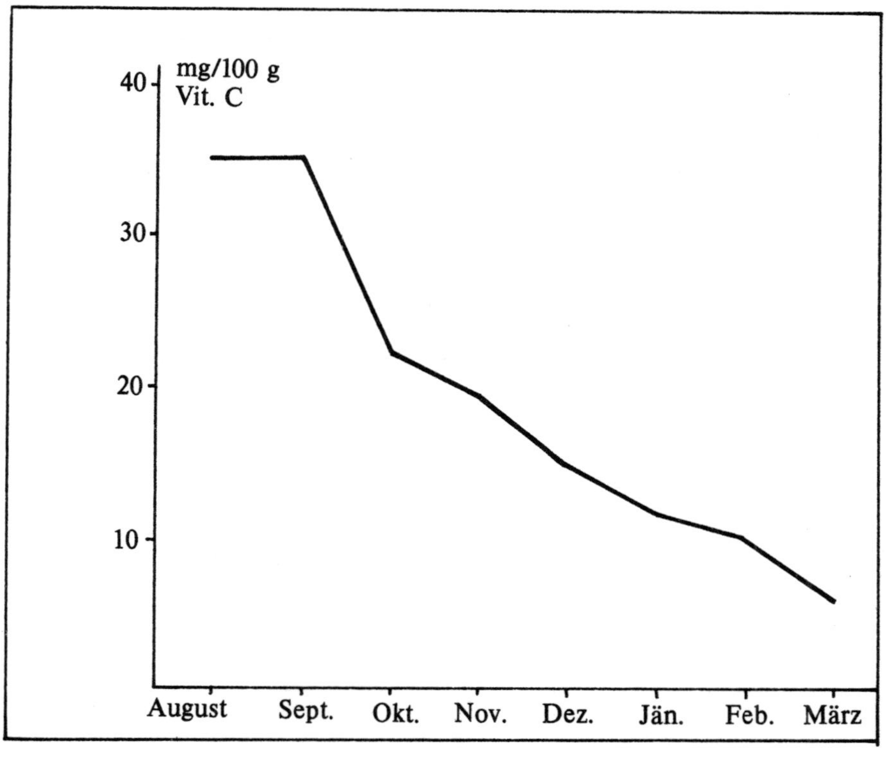

peratur transportiert und gelagert wird, verliert bereits nach wenigen Tagen den Großteil seines Vitamin-C-Gehaltes. Spinat und grüner Salat verlieren innerhalb von zwei Tagen bei normaler Temperatur 70 bis 100% ihres Vitamin-C-Gehaltes. Gounelle de Pontanel sagt: »Sieht das Gemüse nicht mehr frisch aus, dann enthält es kein Vitamin C mehr.« Bei den Kartoffeln sinkt der Vitamin-C-Gehalt langsamer ab.

● Getreide soll erst unmittelbar vor dem Gebrauch gemahlen werden. Wenn wir Speisen, wie Getreidebreie, Suppen, Polenta, Törtchen, Crêpes, Süßspeisen, Teigwaren oder Brot, zubereiten wollen, beginnt man zunächst mit dem Mahlen von Getreide.

Zwei wichtige Einwände kann ich gegen gekauftes Mehl anführen:

● es ist zu teuer, und
● es hat seinen Nährwert teilweise bereits verloren.

Vitamingehalt im Kohl während der Kochzeit

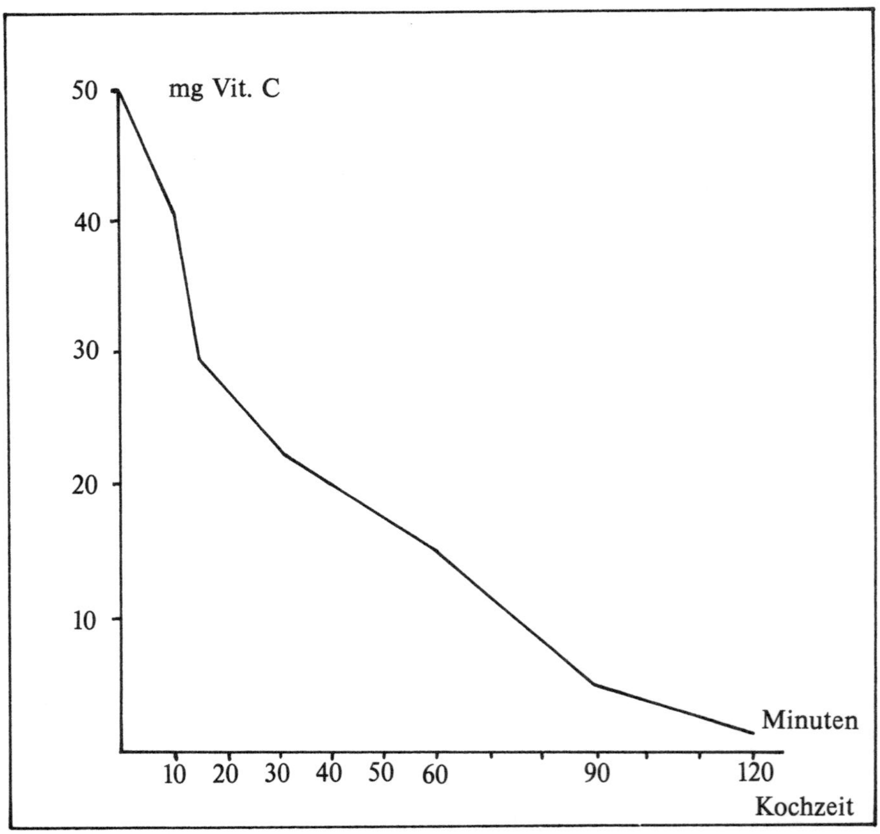

Sobald das Korn zu Mehl gemahlen ist, beginnt es zu oxydieren; darum nimmt der Vitamingehalt ab, das Fett beginnt ranzig zu werden, und die Proteine verändern sich. Den Unterschied zwischen frisch gemahlenem und gelagertem Mehl erkennen wir beim Brotbacken, denn frisches Mehl läßt sich leichter verarbeiten und gibt dem Brot einen besseren Geschmack. Allen, die sich gesund ernähren wollen, empfehle ich den Kauf einer Getreidemühle. Es gibt herrliche – hand- und elektrisch betriebene – Modelle. Wer sich sein Brot immer selbst backen will, sollte sich unbedingt eine elektrische Mühle kaufen, denn für einen Vier-Personen-Haushalt müssen pro Jahr 200 bis 300 kg Getreide gemahlen werden. Die Investition erscheint zunächst hoch, ist jedoch in weniger als zwei Jahren amortisiert.

4. Wahl einer Kochart, die die Nahrungsmittelqualität erhält

Durch Kochart und Kochzeit können Vitamine zerstört werden. Je länger die Kochdauer, um so größer der Vitaminverlust (siehe Grafik S. 162). Bei

Vitamin-C-Verlust beim Gemüse je nach Kochart

Kochart	Vitamin-C-Verlust in %
Kartoffeln	
Kochen im Wasser, mit Schale	0
Kochen im Wasser, geschält	14 bis 30%
Geschält, dämpfen	14 bis 30%
Püree	50%
Pommes frites	10%
Geschält und 24 Stunden im Wasser	100%
Grüngemüse	
Lang im kochenden Wasser kochen	55 bis 75%
Kurz kochen in wenig Wasser	25 bis 45%
Dämpfen	30 bis 40%
Kurz dämpfen	20 bis 40%
Wurzelgemüse	
Kochen	25 bis 45%
Dämpfen	30 bis 50%
Kurz dämpfen	45 bis 55%

gleicher Kochzeit werden im kochenden Wasser viel mehr Vitamine zerstört (vor allem, wenn das Gemüse geputzt ist) als beim Dämpfen; kochendes Wasser zerstört auch Mineralstoffe, so z. B. 20–40% Eisen, 27–53% Phosphor.

Es ist daher besser, wenn
- die Kartoffeln mit Schale gekocht werden,
- Gemüse gedämpft, statt im Wasser gekocht,
- oder nur kurz gekocht wird.

5. Praktische Menüvorschläge

»Wurst, Hammelkeule mit grünen Bohnen, Käse und Eis« – so ähnlich lauten oft widersinnige Menüvorschläge. Diese Speisen enthalten viel zuviel Proteine und tierische Fette und nur sehr wenig komplexe Kohlenhydrate und Vitamine. Auch scheinbar ausgewogene Menüs entpuppen sich öfters als keineswegs ausgewogen. Hier ein typischer französischer Menüvorschlag: Tomatensalat, Beefsteak, Pommes frites und Käse. Scheinbar gibt es gegen dieses Menü nichts einzuwenden; noch etwas Brot als Beilage, und die Energie-, Protein- und Fettzufuhr stimmt. Nehmen wir das Menü unter die Lupe, müssen wir feststellen, daß es zuviel Fett, fast keine Faserstoffe, zuwenig komplexe Kohlenhydrate enthält, und daß auf Getreide vergessen wurde. In jeder Mahlzeit sollte eine Getreidespeise als Hauptspeise vorkommen. Dazu gibt es als Beilage Hülsenfrüchte oder Grüngemüse, Fleisch oder Fisch, Champignons oder Algen – Kombinationsmöglichkeiten gibt es genug. Als »Menü par excellence« empfehlen wir:
- eine Getreidespeise: Teigwaren, Reis, Boulghour, Couscous, Weizenwaffeln, Buchweizen, Hirse, Polenta usw.
- dazu als Beilage: Hülsenfrüchte, wie z. B. Linsen, Kichererbsen, getrocknete Bohnen, Azuki;
- dazu entweder etwas Salat, Käse, Dickmilch oder Obst oder eine bäuerliche Nachspeise.

Dieses Menü ist nahrhaft, ausgewogen, leicht verdaulich und billig. Hin und wieder etwas Fleisch und Fisch als Ergänzung, aber das muß nicht sein. Die Qual der Wahl hat man beim Würzen: Knoblauch, Zwiebel, Schalotten, Kräuter, Sojasauce (Tamari), Fischsauce (Nuoc mam), Miso (Sojapaste), gesalzene und geröstete Sojakörner (Gomasio). Vor dem Ser-

vieren gießt man etwas Olivenöl, Sesam- oder Sonnenblumenöl über das fertige Gericht; das ist der einzige verwendete Fettanteil. Vielleicht überraschen Sie diese Zutaten und Zusammenstellungen, aber probieren Sie sie doch einmal, sie schmecken wirklich köstlich. Aus etwas Olivenöl, Knoblauch und Körnern können wir eine gesunde und gut schmeckende Sauce machen. Sie schmeckt zu Getreidespeisen, vor allem zu Couscous.
Hin und wieder ersetzt man das Getreidegericht durch einen Gemüsekuchen, Kartoffeln, eine Pizza, einen Gemüsetopf oder eine legierte Suppe. Nach einem kräftigen Mittagessen (es ist besser, mittags etwas Nahrhaftes und abends etwas Leichtes zu essen) empfehlen wir für abends eine Suppe an Stelle einer Getreidespeise. Früher bestand das Nachtmahl immer aus einer Suppe mit einem Stück Brot. Daher die Redewendung, die auch heute noch am Lande gebraucht wird: »Kommen Sie auf eine Suppe zu uns.« Der Ausspruch ist geblieben, obwohl die klare Suppe heute eine Vorspeise ist und meist nur als Appetitanreger gilt. Bäuerliche Suppen sahen früher ganz anders aus: sie waren dickflüssig und nahrhaft, sättigend, ohne zu belasten, und dazu gab es ein Stück Brot.
Erinnern wir uns doch an die traditionellen Suppengerichte: Kohlsuppe, Zwiebelsuppe, Knoblauchsuppe, Kürbissuppe, Gemüsesuppe, Bohnensuppe usw. Je nach Appetit unserer Gäste und Sättigungsgrad der Suppe kann noch eine Gemüseplatte angeboten werden, oder etwas Käse, Dickmilch, ein Ei, Crêpes aus Buchweizen, Maroni, ein Gemüse- oder Früchtekuchen, eine Waffel usw.

17. Kapitel
Die wichtigsten Grundrezepte

Dieses Buch ist kein Kochbuch, hier finden sie nur die wichtigsten Grundrezepte für geschmackvolles, gesundes Kochen.

1. Ein Brotrezept

Über das Thema Brot könnte man ein ganzes Buch schreiben. Hier nur ein einfaches Rezept, das wir bei uns zu Hause verwenden.
Zutaten (für drei Brotlaibe):
1 kg Weizenmehl, 450 g Roggenmehl, 1 Liter Wasser, 125 g Hefe, 30 g Salz.
125 g Hefe wird am Abend mit lauwarmem Wasser und Mehl zu einem weichen Teig verarbeitet. Am nächsten Morgen nehmen wir 125 g dieser Masse und stellen sie für die nächste Brotmasse beiseite. Der Rest wird mit Mehl, Wasser und etwas Salz (das vorher in Wasser aufgelöst wurde) zu einem festen Teig verarbeitet, der zirka 20 bis 30 Minuten lang geknetet wird. Vom Kneten hängt zum Großteil das gute Gelingen beim Brotbacken ab! Der Teig muß »gefühlt« und so lange durchgearbeitet werden, bis er elastisch wie ein Kaugummi wird und sich von den Fingern löst.
Anschließend lassen wir den Teig eine Stunde ruhen, dann wird er nochmals leicht durchgeknetet. Er wird in gefettete, mit Mehl gestäubte Backformen gefüllt, wobei die Formen nur halbvoll sein dürfen. An einem warmen Ort drei Stunden lang, ohne Luftzug, gehen lassen. Der Teig sollte jetzt so aufgegangen sein, daß die Form voll ist. Bei mittlerer Hitze (Thermostat auf Stufe 6) eine Stunde backen. Das fertige Brot sofort aus der Form nehmen.

Wie kommt man zu Sauerteig:

- indem wir uns von jemandem, der Brot bäckt, ein wenig Teig geben lassen;
- indem wir Sauerteig mit biodynamischem Hefepulver selbst zubereiten;
- oder wir bereiten Sauerteig auf folgende Weise: wir machen einen weichen Teig aus Mehl und etwas warmem Wasser; dann stellen wir diesen, mit einem Leinentuch zugedeckt, an eine warme Stelle und lassen ihn drei Tage lang gären: das gelingt jedoch nicht immer gleich auf Anhieb.

Die Wasserqualität ist ausschlaggebend für das Gelingen beim Brotbacken. Leitungswasser ist in Großstädten gechlort, daher verwendet man besser Mineralwasser.

2. Das Kochen von Getreidekörnern

Ob Getreide gut schmeckt oder geschmacklos ist, hängt allein davon ab, wie es gekocht wird. Für das gute Gelingen gelten folgende Regeln:

1. Verwende nur wenig Wasser!

Im allgemeinen nimmt man nicht mehr als doppelt so viel Wasser wie Getreide. Da aber die Qualität der Getreideart u. a. abhängig ist vom Feuchtigkeitsgrad, von der Härte und Zusammensetzung, können genaue Maße nicht angegeben werden. Nur die Erfahrung lehrt uns, wie viel Wasser wir für das Kochen der verschiedenen Getreidesorten verwenden müssen. Wichtig ist: das Wasser muß absorbiert sein, sobald das Getreide gargekocht ist.

2. Nie zu lange kochen!

Wird das Getreide zu lange gekocht, beginnt es zu kleben, verliert den Geschmack und seinen Vitamingehalt.

Für jedes Getreide gilt eine andere Kochzeit:

- 15 Minuten für Teigwaren und angerösteten Buchweizen (Kasha);
- 15 bis 20 Minuten für Boulghour;
- 20 bis 25 Minuten für nicht gerösteten Buchweizen und Hirse;
- 45 Minuten für Vollreis;
- eine Stunde für Dinkel, für geschälte Gerste und Mais (Polenta).

3. Immer auf kleiner Flamme kochen!

4. Niemals während des Kochens umrühren!

Wird gegen Ende der Kochzeit umgerührt, dann entsteht ein Brei.[1] Getrei-

[1] Das gilt für die Getreidekörner, nicht aber für Grieß.

dearten mit langer Kochzeit, wie Reis, Dinkel, geschälte Gerste, Mais, werden in kaltem Wasser aufgesetzt. Teigwaren, Boulghour, Buchweizen und Hirse haben eine kurze Garzeit und kommen in kochendes Wasser.

3. Das Kochen von Gemüse

Die besten Kocharten sind:

- Das Dünsten: In einen Kochtopf mit gut schließendem Deckel gibt man nur so viel Wasser, daß sich das Gemüse nicht anlegt. Dünsten können wir jedes Gemüse, nur Kartoffeln nicht. Günstig ist es, wasserhaltiges Gemüse – wie Tomaten oder Kürbisse – zusammen mit eher trokkenem Gemüse zu kochen: das wasserhaltige Gemüse liefert die für das Kochen der trockenen Gemüsesorten notwendige Flüssigkeit.
- Das Dämpfen im zweigeteilten Kochtopf: obenauf liegt das Gemüse, im Zwischenboden sind Löcher, damit der Wasserdampf von unten aufsteigen kann. Ist das Gemüse fertiggekocht, enthält das Wasser wertvolle Mineralien und kann für Suppen weiterverarbeitet werden. Alle Gemüsearten können gedämpft werden.
- »Trockenes« Kochen entweder im Backrohr oder im Römertopf: Kartoffeln, aber auch einige Gemüsegerichte, können im Rohr gekocht werden, so z. B. Gemüsekuchen, ganze Zwiebeln usw.

Wird das Gemüse in einer Pfanne zubereitet, geben wir vorher etwas Öl in die Pfanne und verteilen es mit einem Pinsel.

4. Die Zubereitung von gegorenem Gemüse

Das Grundrezept ist für alle Gemüsesorten gleichbleibend:

1. Das Gemüse wird feinbättrig geschnitten.
2. Dazu kommt etwas Salz (etwa 5 Promille des Gesamtgewichtes; also auf 10 kg kommen ca. 50 g). Das ist weniger, als allgemein empfohlen wird, aber es genügt, vor allem für wasserhaltiges Gemüse (Gurken, weiße Rüben, rote Rüben, Zwiebel). Trockeneres Gemüse, vor allem Kohl, kann etwas mehr gesalzen werden. Das Salz soll dem Gemüse das Wasser entziehen.

Es gibt zweierlei Arten des Einsalzens:

- entweder vermischt man in einem Gefäß das geschnittene Gemüse mit dem Salz; dann wird es in einen Behälter aus Holz oder Ton, den wir zur Gärung verwenden, umgefüllt;

● oder man füllt das Gemüse gleich in diesen Behälter und salzt immer wieder zwischen jeder Gemüseschicht (jede Schicht soll 2 bis 3 cm hoch sein).

3. Das Gemüse wird während des Abfüllens im Gärungsbehälter fest zusammengepreßt. Bei Milchsäuregärung muß das Gemüse luftdicht abgeschlossen sein: wird fest zusammengepreßt, dann steigt der ausgeschiedene Gemüsesaft auf, und das Gemüse ist luftdicht abgeschlossen. Bleibt Luft zwischen dem Gemüse, dann entsteht Schimmel statt Gärung.

4. Sobald der Behälter voll ist, wird der Deckel mit einem weißen, sauberen Tuch umwickelt und auf das Gemüse gelegt. Der Deckel wird mit einem Stein beschwert (kein Kalkstein, denn Milchsäure zersetzt den Kalk), damit das Gemüse im eigenen Saft zusammengepreßt bleibt. Zuletzt wird der Behälter verschlossen, damit kein Staub und keine Insekten eindringen können.

5. Das Gemüse läßt man ca. drei Wochen bei einer Temperatur von 10 bis 15 Grad stehen. Je höher die Temperatur (jedoch nicht mehr als 18 Grad), um so rascher geht der Gärungsvorgang vor sich.

6. Ist die Gärung abgeschlossen, kann das Gemüse gegessen werden: der Holzdeckel wird abgehoben, gesäubert, ebenso der Stoff; dann entnimmt man die gewünschte Menge und verschließt den Bottich genauso wie vorher. Das ist die althergebrachte Methode; und nun die anderen Möglichkeiten:

● Behälter aus speziellem Steingutmaterial und einer luftdichten Abdichtung, die uns das Verwenden eines mit Stein beschwerten Holzdeckels ersparen.

● Nach Beendigung des Gärungsprozesses können wir das Gemüse in kleine Glasgefäße abfüllen und gut verschlossen kühl aufbewahren. Diese Methode ist besonders praktisch für alle Gemüsesorten, die wir nur in geringeren Mengen verwenden.

Folgende Gemüsesorten sind am geeignetsten für diesen Konservierungsvorgang:

● das Sauerkraut – das wichtigste gegorene Gemüse;

● der Kohlrabi;

● Gurken, weiße Rüben, rote Bete;

● gemischtes Gemüse, z. B.: weiße Rüben mit Zwiebeln, Karotten und Kohl.

Sauerkraut wird roh oder gekocht gegessen. Alle anderen Gemüsesorten ißt man roh als Beilage zu Getreidespeisen.

5. Die Herstellung gegorener Milchprodukte

● Dickmilch ist die einfachste und natürlichste gegorene Milchzubereitung. Frische Milch, wenn möglich nicht pasteurisierte, wird in ein irdenes Gefäß abgefüllt und bei einem Ofen oder Radiator oder im Sommer an einer Stelle mit gleichbleibender Temperatur (20 bis 25 Grad) warmgestellt. Die Milch wird nach 12 bis 24 Stunden dick.

Dickmilch kann so, wie sie ist, getrunken werden; sie schmeckt herrlich und weniger sauer als Joghurt. Sie hält sich nur 24 Stunden, dann setzt sich die Molke ab. Aus Dickmilch wird Weißkäse hergestellt: Milch mit Labferment angesetzt, wird schnell zu Dickmilch. Der Labkäsebruch ist nicht so gut und schmeckt besser entwässert. Hat die Dickmilch schlechten Geschmack, dann ist generell die Milchqualität nicht in Ordnung.

● Joghurt kann auch leicht selbst hergestellt werden: die Milch muß erhitzt und angesetzt werden. Elektrische Joghurtapparate sind zu kostspielig. Hier ein einfaches Joghurtrezept: die Milch wird auf 50 Grad erhitzt und auf 37–38 Grad abgekühlt; dazu kommt jetzt das Ferment (ein Joghurtrest, gekauftes biologisches Joghurt oder ein Joghurtferment). Das Ganze wird gut vermischt, sofort zugedeckt und mit einem Leinentuch bis zum nächsten Tag an eine warme Stelle gestellt. Es gibt auch – extra für die Joghurtherstellung – ein isoliertes Gefäß, in das Glasbehälter hineingestellt werden.

● Kefir: Milch wird mit Kefir angesetzt; nach 10 bis 12 Stunden langer Gärung füllt man die Milch in Flaschen ab, und der Kefir kann fertig gegoren werden. Kefir ist ein herrliches, bekömmliches, leicht alkoholisches Getränk (ungefähr 1% Alkohol).

6. Herstellung von gegorenem Getreide

Ein Brotrezept finden Sie im 17. Kapitel. Es gibt noch viele andere Gärungsprodukte auf Getreidebasis, so z. B. in Indien Idli und Dhosai, gegorene Getreidespeisen aus Reis und Bohnen.

Zutaten: Reis (75%), Bohnen (25%) und Salz.
- Reis wird 6 Stunden lang in Wasser eingeweicht (sechsmal so viel Wasser wie Reis); die Bohnen werden ebenso lang (mit doppelter Menge Wasser) getrennt vom Reis eingeweicht;
- getrennt mit dem Wasser zermahlen (mit einem Elektromixer);
- über Nacht bei 20 bis 25 Grad Wärme stehenlassen;
- am Morgen werden die beiden Massen gut verrührt.
- Der Teig kann mit verschiedenen Gewürzen – Kümmel, Pfeffer, Gewürznelken, Ingwer und Zwiebeln – abgeschmeckt werden.
- In eingefetteten Formen wird der Teig am Herd gedämpft, in einer Pfanne gebraten oder im Backofen gebacken. Gedämpft heißt die fertige Speise Idli, gebraten oder gekocht Dhosai.

7. Grundregeln für das Ankeimen von Körnern

1. Die Körner in der drei- bis vierfachen Wassermenge 12 Stunden lang weichen lassen.
2. Während des Keimens müssen sie feucht bleiben, dürfen jedoch nicht ganz mit Wasser bedeckt sein. Das Keimen dauert je nach Getreideart und Keimlingslänge 3 bis 5 Tage.
3. Während der Keimzeit muß das Wasser, mit dem die Körner zugedeckt sind, zweimal täglich gewechselt werden.

In der Praxis sieht die Zubereitung so aus:
- Wir nehmen Körner guter Qualität. Sie werden ausgeklaubt und unter fließendem Wasser, am besten in einem Sieb, gewaschen. Dann füllen wir die Körner in ein rundes Gefäß, fügen die vierfache Wassermenge hinzu und verschließen das Gefäß mit einem dicht gewebten Stoffstück (Tüll oder Gazestoff) und einem Gummiband.
- Ungefähr zwölf Stunden weichen lassen.

Dann gießen wir das Wasser ab, spülen die Körner und stellen das Gefäß umgekehrt, leicht schräg, in einen Behälter, worin das Wasser abfließen kann. Für alle diese Vorgänge muß der Stoffverschluß nicht entfernt werden, da er wasserdurchlässig ist.
- Diesen Vorgang zweimal täglich während der Keimzeit wiederholen.
- Das Gefäß muß bei einer Temperatur von 18 bis 20 Grad stehen.

Luzernekeimlinge werden, wenn sie 3 bis 6 cm lang sind, roh – als Salat – während des ganzen Jahres gegessen.

8. Herstellung von Boulghour

Boulghour wird für gewöhnlich im Geschäft gekauft: es ist kaum anzunehmen, daß er nach den traditionellen Methoden, also aus Getreidekeimen, hergestellt wird; daher empfehle ich, Boulghour selbst zuzubereiten.

1. Weizen wird in einen Kochtopf gefüllt, kaltes Wasser dazugegeben und in ein wohltemperiertes Zimmer bei 16 bis 18 Grad gestellt.
2. Täglich zweimal abspülen und Wasser wechseln.
3. Nach zwei oder drei Tagen, sobald der Keim sprießt, wird der Weizen auf kleiner Flamme zwei Stunden lang gekocht.
4. Der Weizen wird dann getrocknet: entweder in der Sonne (geschützt vor Staub und Insekten) oder auf einem Grillrost. Am schnellsten trocknet der Weizen, wenn wir ihn in dünnen Schichten auflegen.
5. Den getrockneten Weizen füllen wir in luftdicht abschließende Glas- oder Steingutgefäße ab.
6. Je nach Bedarf wird er dann mit der Getreide- oder Kaffeemühle zermahlen. Achtung, daß der Weizen grob und nicht zu Mehl zermahlen wird! Jetzt kann Boulghour gekocht werden, es dauert nur noch eine Viertelstunde.

18. Kapitel
Rezepte

In diesem Buch finden Sie keine ausführlichen Rezepte, hier kann nicht auf Rezepte für jede Jahreszeit oder auf die diätetische Problematik eingegangen werden. Trotzdem erscheint es angebracht, hier ein paar wichtige Beispiele von Spezialisten der »Küche auf Getreidebasis« mitzuteilen; dazu einige Rezepte für die Mischkost, um Ihnen zu zeigen, wie einfach die Herstellung ist.

1. Rezepte für die Getreidekost

10 Rezepte von Emmanuelle Aubert

Viele Speisen aus Getreide können auch ohne bestimmte Rezepte gekocht werden: es ist unserer Phantasie überlassen, ob man Getreide, Hülsenfrüchte und Gemüse zusammen oder getrennt kocht.
Hinweise über die Verwendung der jeweiligen Getreideart finden Sie im 8. Kapitel.

Weizenschnitzel

Zutaten: zerkleinerte Weizenkörner, Zwiebel, Thymian, Petersilie, Muskatnuß, Salz.
In der Getreidemühle (oder Kaffeemühle) wird der Weizen zu grobem Grieß zerkleinert, anschließend in heißes, gesalzenes Wasser gegeben. Etwa eine Stunde lang warmgestellt quellen lassen. Fein gehackte Zwiebel, Thymian, Petersilie und Muskatnuß dazugeben. Gewürzt wird je

nach Geschmack und Angebot der Jahreszeit (Kerbel, Tamari, schwarze Oliven usw.).
Der Teig muß dickflüssig sein, aber nicht trocken. Einen Schöpflöffel voll Teig gibt man in eine eingeölte Pfanne, verteilt den Teig mit einer Gabel zu einem etwa $^1/_2$ cm dicken Schnitzel, das von beiden Seiten angebraten wird, so lange, bis es durch ist. Im Backrohr warm halten und mit einer Gemüsebeilage, z. B. Karotten, servieren.

Gemüsekuchen

Zutaten: Brot- oder Kuchenteig, Lauch, Karotten, Zwiebel, Gemüse der Jahreszeit (je nach Belieben), Oliven, Thymian, Salz.
Zunächst stellen wir einen Brot- oder Kuchenteig her. Der Brotteig hat den Vorteil, daß wir eine fettlose Speise herstellen können. Wir könnten aber auch einen sehr guten Kuchenteig mit Sesamöl machen.
Lauch, Karotten, Zwiebel und Gemüse werden fein geschnitten und einige Minuten lang in einer eingefetteten Pfanne leicht angedünstet. Auf den Teig werden eine 2 cm dicke Schicht Gemüse und entkernte Oliven gelegt, darüber wird Thymian gestreut. Zum Abschluß gibt man über den Kuchen ein bißchen Öl, ein verquirltes Ei oder ein bißchen in Wasser aufgelösten Miso. 40 bis 45 Minuten bei mittlerer Hitze im Rohr backen (Thermostat Stufe 6).

Boulghour mit Karotten

Zutaten: Boulghour, Karotten, Zwiebel, Basilikum, Petersilie und Salz.
Erst wird der Boulghour gekocht. Einen Teil Boulghour in zwei Teilen gesalzenem, sprudelndem Wasser 15 Minuten kochen lassen. Die Zwiebel und Karotten sehr fein schneiden, in einer Pfanne mit etwas Öl dünsten und mit dem gekochten Boulghour vermischen. Mit etwas Basilikum oder Petersilie würzen. Vor dem Servieren gießt man etwas Tamari oder Olivenöl darüber.

Lauch-Crêpes

Zutaten: 1 Tasse Mehl, 1 Ei, 1 Tasse Milch, 7 Lauchstangen.
In einer Schüssel wird das Ei mit der Milch verquirlt, nach und nach das Mehl dazugegeben; es sollen keine Klümpchen entstehen. Der Lauch wird fein geschnitten und in den Teig eingerührt. In einer geölten Pfanne werden 1 cm dicke Crêpes auf kleiner Flamme auf jeder Seite 15 bis 20 Minuten lang gebraten.

Dinkel-Suppe

Zutaten: Dinkel, Karotten, Zwiebel, Stangensellerie, Pastinak, Lauch, Salz.
Der Dinkel wird 30 Minuten lang im gesalzenen Wasser gekocht. Will man eine dickflüssige Suppe herstellen, nimmt man entsprechend wenig Wasser. Dazu kommen kleingeschnittene Karotten, Zwiebel, Stangensellerie, Pastinak, Lauchstücke und ein Lorbeerblatt. 40 Minuten kochen lassen und vor dem Servieren mit etwas Petersilie und Tamari würzen.

Kastanienpüree

Zutaten: Getrocknete Kastanien und Rosinen (je nach Belieben).
In Reformhäusern bekommt man getrocknete und geschälte Eßkastanien, aus denen wir während des ganzen Jahres ein herrliches Kastanienpüree selbst herstellen können. Die Kastanien werden über Nacht in Wasser gelegt. Am nächsten Tag in der doppelten Menge Wasser eine Stunde lang kochen, zerstampfen oder im Mixer zerkleinern. Dieses Püree kann man so oder mit Rosinen essen. Dazu trinkt man Dickmilch oder ißt ein trokkenes Biskuit.

Buchweizen-Crêpes

Zutaten: Buchweizen, Salz.
Aus Buchweizenmehl, Salz und Wasser wird ein dünnflüssiger Teig hergestellt. Man kann dazu ein Ei und etwas Öl geben, das ist aber nicht not-

wendig. Die Crêpes werden in einer leicht eingeölten Pfanne herausgebacken. Es ist jedoch nicht nötig, die Pfanne nach jeder Crêpe neu zu befetten. Diese Crêpes können mit Ahornsirup, Mandel-, Nuß- oder Sesampüree (Tahin), auch mit Miso oder Weißkäse oder ohne Beilage gegessen werden.

Apfelkörbchen

Zutaten: Mehl, Sesamöl, Salz, Äpfel, Rosinen.
Aus einem Kaffeelöffel Sesamöl, einer kleinen Schüssel Mehl, etwas Salz und Wasser wird ein Kuchenteig hergestellt, der ganz dünn ausgewalkt wird. 15 cm große Vierecke, je nach Größe der Äpfel, werden aus dem Teig ausgeschnitten. Wählen Sie kleine Äpfel (zu empfehlen sind Reinetten): sie werden geschält, entkernt und mit eingeweichten Rosinen gefüllt. Jeder Apfel wird in ein Teigstück eingeschlagen. Ein Ei wird mit etwas Wasser verquirlt und jedes Stück damit bestrichen. 30 bis 40 Minuten bei mittlerer Hitze (Thermostat Stufe 6) im Rohr backen.

Zwetschkenkuchen

Zutaten: 700 g Haferflocken, 1 Tasse Zwetschken, Salz.
Aus Haferflocken, Salz und Wasser wird ein dickflüssiger Teig hergestellt, der 1 cm dick auf einem eingeölten Backblech verteilt wird. Die entkernten und eingeweichten Zwetschken werden darauf verteilt. Anschließend eine $^1/_2$ cm dicke Teigschicht darübergeben. 40 Minuten bei mittlerer Hitze (Thermostat Stufe 6) im Rohr backen.

Haferflockentörtchen

Zutaten: 500 g Haferflocken, 1 Tasse Rosinen, Haselnüsse, Salz.
Aus den eingeweichten Rosinen, Haferflocken, Salz und Wasser wird ein dicker Teig hergestellt. Die Haselnüsse werden angeröstet, gemahlen und unter die Masse gemischt. Mit einem Suppenlöffel gibt man kleine Törtchen auf ein eingeöltes Backblech. 35 Minuten bei mittlerer Hitze (Thermostat Stufe 6) backen.

5 Rezepte von Hugues de Bonardi[1]

Marokkanische Weizensuppe

Diese Suppe vermittelt Ihnen die Geheimnisse der Oasen . . .
Zutaten: 1 Liter Wasser oder Gemüsesuppe, 200 g frische oder getrocknete Bohnen, 200 g Weizen, 3 in dünne Scheiben geschnittene Zwiebeln, roter Pfeffer, 1 Sträußchen Koriander, Salz und Pfeffer.
Weizen und Bohnen fein zerhacken, Wasser dazugeben und aufkochen lassen. Dazu kommen die Gewürze, die Zwiebeln, Salz und Pfeffer; fünf Minuten vor Fertigstellung wird der zerkleinerte Koriander eingerührt. Er gibt der Suppe die Frische einer Nacht in der Wüste!

Brot aus dreierlei Mehl

Ein herrliches Vollkornbrot, das allein eine Mahlzeit ersetzt.
Zutaten: 300 g Weizenmehl, 100 g Hirsemehl, 100 g Hafermehl, 1 dl Sesamöl oder Weintraubenkernöl, 4 Eigelb, 100 g entkernte schwarze Oliven, Basilikum, Thymian, echter Kümmel, 100 g geriebener Gruyère, Rosinen, 50 g Champignons, Meersalz, etwas geriebene Zitronenschale.
Taubeneigroßes Teigstück der vorhergegangenen Teigzubereitung (30 bis 50 g) – ist ein solches nicht vorhanden, dann nimmt man 20 g Hefe vom Bäcker.
Die verschiedenen Mehlsorten werden mit Wasser zu einem dickflüssigen Teig verarbeitet, dem man die verschiedenen Zutaten untermischt. Gehen lassen. Eine Stunde im Rohr (Thermostat Stufe 6) backen.

Pipérade aus Weizen

Zutaten: 400 g geriebener Weizen, 6 Tomaten, 2 große Zwiebeln, 2 Kürbisse, 2 Knoblauchzehen, 5 Suppenlöffel Olivenöl, Thymian, Bohnenkraut, Salz und Pfeffer.
Die in Scheiben geschnittenen Zwiebeln werden in Öl goldgelb angebraten, dazu kommen geviertelte Tomaten und Kürbisse, der Weizen, der zerdrückte Knoblauch, Thymian, Bohnenkraut, etwas Pfeffer und Salz.

[1] Nach ihrem Studium der Rechte und einer Reise um die Welt fand Hugues de Bonardi Geschmack am ländlichen Leben und wandte sich dem biologischen Landbau zu.

Bissara, ein Püree aus frischen Bohnen

»Mann aus den Bergen, was würdest du machen, wenn du Sultan werden würdest?« – »Wenn ich Sultan werden würde, würde ich jeden Tag Bissara essen!«
Zutaten: 500 g getrocknete Bohnen (in Samenhandlungen), Kümmel, Piment, 4 Löffel voll Olivenöl, Salz.
Die Bohnen werden 24 Stunden lang eingeweicht, dann in Salzwasser eine Stunde lang gekocht, abtropfen lassen und pürieren; vor dem Servieren erwärmen und mit Kümmel, Piment und etwas Olivenöl abschmecken.

Frühlingsomelette, sehr geschmackvoll

Zutaten: 6 Eier, 75 g geraspelte Karotten, frische Minze und Schnittlauch, Salz und Pfeffer.
Die Eier verquirlen, dazu kommen die Karotten, die Minze und der Schnittlauch. Aus der Masse eine Omelette backen.

6 Rezepte von Mary Summer

Karottenpastete

Zutaten: $1^1/_2$ Tassen geraspelte Karotten, 2 kleine geschnittene Zwiebeln, 1 Stangensellerie, fein geschnitten (mit einigen Blättern), eine Tasse gehackte Nüsse oder Mandeln, 4 Löffel voll geriebene Brotkruste, 4 Löffel gehackte Petersilie (oder Weißkäse), 4 verquirlte Eier.
Alle Zutaten werden in einer großen Schüssel vermischt und in eine leicht eingeölte Form gegeben. 30 bis 40 Minuten im Backrohr bei mittlerer Hitze backen, aus der Form geben und warm oder kalt servieren.

Finnländischer Salat

Äpfel, rote Bete, geschnittene Karotten, feingehackte Schalotten, Petersilie, Dille, Olivenöl, Zitronensaft, Salz, Pfeffer, Joghurt werden miteinander zu einem Salat vermischt.

Linsen-Curry

Zutaten: 500 g Linsen, Lorbeerblätter, 2 große Zwiebeln, 2 kleine Äpfel, 2 Knoblauchzehen, 2 Löffel voll Öl, 2 Löffel voll Curry, 6 Löffel voll Rosinen, Zitronensaft.
Die Linsen werden ein paar Stunden eingeweicht und anschließend auf kleiner Flamme gekocht. Äpfel und Zwiebeln zerhacken, den Knoblauch zerdrücken und mit dem Curry und den Weintrauben in der Pfanne anbraten. Dann werden die Linsen, etwas Salz, Pfeffer und der Zitronensaft dazugegeben.

Graupen mit Gemüse

Perlgraupen werden in einer Pfanne leicht angeröstet. In einer anderen Pfanne werden Karotten, Zwiebeln, Kürbisse und Grünkohl angeschmort. Die Perlgraupen gibt man mit etwas Wasser und allen Zutaten in einen großen Topf und läßt sie langsam köcheln. Während der Kochzeit muß man meist etwas Wasser nachgießen. Abschließend mit Tamari oder Soja würzen.

Granola

Zutaten: Haferflocken, Reisflocken, gehackte Nüsse und Mandeln, Kokosnuß, Honig, Öl, Zimt.
Der Honig wird mit etwas Zimt in Wasser und Öl aufgelöst. Dazu kommen die weiteren Zutaten. Im Backrohr goldgelb backen. Schließlich gibt man fein gehackte, getrocknete Früchte und getrocknete Weizenkeime dazu. Granola wird u. a. zu Joghurt, Weißkäse, Kompott serviert.

Gefüllte Äpfel

Äpfel werden entkernt und mit Tahin – einer Creme aus Sesamsamen – und Rosinen gefüllt. Bei kleiner Flamme 30 Minuten im Rohr braten.

Zwei Menüs von Claire Cheno

Widder-Salat

Sauce: Einige Tropfen Zitronensaft, Meersalz, ein bis zwei Löffel Senf (Mostrich), reichlich feingehackte Petersilie, frische Kräuter der Jahreszeit (Estragon, Koriander, Basilikum oder frische Pfefferminze), Öl (kaltgepreßtes Erdnußöl oder Weintraubenkernöl), etwas Wasser und Zitrone. Achtung auf die Reihenfolge der Zutaten!
Diese Sauce wird über zwei in Stücke geschnittene Avocados, Sellerie, Fenchel, Apfelstücken (mit Schale, aber keine Golden Delicious) gegossen. Dazu kommen 250 g feinblättrig geschnittene rohe Champignons, etwas grüner Salat, Rosinen, Mandeln oder Pinienkerne.

Gratinierter Polenta

$1^1/_2$ l Wasser mit etwas Meersalz aufkochen lassen, 300 g Maisgrieß langsam hineinrieseln lassen und auf kleiner Flamme unter ständigem Umrühren mit einem Holzkochlöffel etwa 20 Minuten kochen. Mit etwas Muskatnuß und einer Prise Pfeffer würzen. Den Polenta in eine Kuchenform füllen und acht Stunden lang stehenlassen. Aus der Form nehmen und mit geriebenem Comté oder Fribourg bestreuen, in Stücke geschnitten (ein Stück pro Person) in eine Gratinierform legen und im Rohr überbacken. Zu diesem Polenta kann man gedünstete Karotten essen.

Gedünstete Karotten

In einen gußeisernen Topf gibt man eine 2 bis 3 cm dicke Zwiebelschicht, darüber 1 kg gebürstete, ungeschälte Karotten, die in dünne Scheiben geschnitten wurden. Den Topf mit einem Deckel zudecken und die Karotten auf kleiner Flamme ohne Wasser, ohne Salz und ohne Öl 50 Minuten lang kochen. Achtung, den Deckel während der Kochzeit nicht öffnen!
Sind die Karotten gar, kann – je nach Geschmack – mit einem Stück Butter oder etwas Olivenöl, ein bißchen Salz oder einer Knoblauch-Petersiliensauce abgeschmeckt werden.

Apfelkompott

1 kg Äpfel (Reinetten, Cox Orange oder Boskoop) werden ohne Zucker, aber mit reichlich Rosinen »al dente« gekocht. Nach dem Abkühlen mit etwas Zimt bestreuen.

Thrina-Salat

Zutaten: $^1/_2$ gewürfelte Pampelmuse pro Person, Scheiben einer abgeschälten Gurke, Sellerie, frische Petersilienblätter.
Die Sauce dieses Salates heißt Thrina:
2 Löffel Sesamkörnercreme, $1^1/_2$ Joghurt (aus Schafsmilch), etwas Zitrone, ein paar Tropfen Weintraubenkernöl. Gewürzt werden kann mit etwas getrocknetem Thymian, Rosmarin, Basilikum, Kerbel oder Massaba (Diätgewürz, dessen Geschmack zwischen dem Curry und dem Safran liegt).

Gefüllter Kohl mit Buchweizen

Den Kohl 5 Minuten in ungesalzenem Wasser blanchieren; abtropfen und abkühlen lassen und den Strunk entfernen. Die Kohlblätter mit einer Masse aus ungekochtem Buchweizen, zwei zerquirlten Eiern, etwas Pfeffer, Salz und Muskat bestreichen, wieder zusammensetzen und in einem gußeisernen Topf mit Deckel 1 Stunde lang im Rohr (Thermostat Stufe 7) backen. Vor dem Servieren in Scheiben schneiden und mit Tamari oder Gomasio würzen.
Käse: Saint Nectaire, Comté oder Fribourg (mit Kümmel).

2. Rezepte für die gemischte Kost

Wie schon erwähnt, werden durch die gemischte Kost 45 g Fett pro Tag – vergleichsweise bei der Getreidekost 25 g und bei der herkömmlichen Ernährung 75 g – dem Organismus zugeführt; der Fleischanteil beträgt 50 g (gegenüber 0 g bei der Getreidekost und 220 g bei der herkömmlichen Ernährung) und der Fischanteil 20 g (gegenüber 0 g bei der Getreidekost und 30 g bei der herkömmlichen Ernährung). Der Getreideanteil in der ge-

mischten Kost: 280 g (statt 400 g), Hülsenfrüchteanteil: 30 g (statt 50 g). Die Rezepte der »nouvelle cuisine« enthalten schon einen wesentlich geringeren Fettanteil. Eine totale Umkehr ist eingetreten: zur Gemüse- oder Getreidehauptspeise werden Fleisch oder Fisch als Beilage gereicht und nicht umgekehrt.
Hier ein paar Beispiele:

Ein Rezept von Daniel Bouché

Einkaufszettel für 8 Personen: ein halber Blumenkohl, 1 kg Spinat, 500 g Karotten, 500 g Champignons, 1/2 Zitrone, 4 ganze Eier, Butter.
Sauce: 1 Selleriestange, ein Lauch, 30 g getrocknete Morcheln, 4 Eigelb, 1 Löffel voll frische Sahne, 50 g Butter, Salz, Pfeffer.
Zubereitung: Erst werden die Morcheln in warmes Wasser gelegt. Das Gemüse waschen und schälen; der Blumenkohl, die Karotten und der Spinat werden in verschiedenen Töpfen gedämpft. Die Champignons dünstet man in Wasser mit etwas Zitronensaft. Das Gemüse wird zu Püree verarbeitet und zum Abtropfen beiseite gestellt. Die abgetropfte Flüssigkeit der Champignons und Karotten wird weiterverwendet.
Rezept: Die gut abgetropften passierten Gemüsesorten mit einem Ei vermengen. In eine mit Butter eingefettete große Kuchenform werden die Pürees nacheinander eingefüllt: zuerst der Blumenkohl, dann die Karotten, anschließend der Spinat und die Champignons. Im Wasserbad im Rohr bei mittlerer Hitze 30 Minuten kochen (10 Minuten für kleine Kuchenformen).
Währenddessen kann die Sauce zubereitet werden: Die Sellerie, der Lauch und die Morcheln werden gewaschen und in dünne Scheiben geschnitten. In eine Pfanne geben wir 50 g Butter und lassen das Gemüse 5 Minuten auf kleiner Flamme dünsten. Dazu kommt das Kochwasser der Karotten und der Champignons (3 bis 4 Minuten kochen lassen). Wir nehmen die Pfanne vom Herd und binden die Sauce mit 4 Eigelb und mit frischer Sahne. Das Gemüse aus dem Rohr nehmen, auf einen warmen Teller stülpen und mit der Sauce servieren. Je nach Jahreszeit können auch andere Gemüsesorten verwendet werden, wie Sellerie, Fenchel, Artischockenböden, weiße Rüben, Kürbis.

Ein Rezept von Pierre Wynants

Klopse aus Kartoffeln und Mais

Zutaten (für 4 Personen): 300 g Kartoffeln, 125 g Maiskörner, 50 g geriebener Emmentaler, ein ganzes Ei, ein Eigelb, Mehl, Butter, Öl, Muskatnuß, Salz, Pfeffer.
Die Kartoffeln werden geschält, gewaschen, in Stücke geschnitten und 15 bis 20 Minuten in kochendem Salzwasser gar gekocht; abtropfen lassen und pürieren. Das Püree in eine Pfanne geben und unter ständigem Rühren den Wasserüberschuß verdunsten lassen. Mit zwei nußgroßen Stücken Butter, Salz, Pfeffer und geriebener Muskatnuß abschmecken. Das Püree vom Feuer nehmen und mit einem ganzen Ei und einem Eigelb binden. Gut verrühren und beiseite stellen.
Die gut abgetropften Maiskörner mit zerlassener Butter und dem geriebenen Emmentaler in die Salatschüssel geben. Gut vermischen und dem Kartoffelpüree unterrühren. Wieder mit etwas Salz, Pfeffer und geriebener Muskatnuß abschmecken. Aus dieser Masse werden Klopse von je ca. 30 g geformt und leicht in Mehl gewälzt. In einer Bratpfanne erhitzt man Öl und Butter. Die Klopse werden auf jeder Seite 3 bis 4 Minuten goldgelb gebacken; heiß servieren.

Zwei Rezepte von Lucien Vanel

Rötlinge werden entgrätet, 300 g Fischfleisch im Mixer zerkleinert und in einem Behälter mit etwas zerstoßenem Eis mit einer Holzspachtel vermischt; leicht salzen, pfeffern und ein Eiweiß sowie zwei Suppenlöffel Obers einrühren. 1 Stunde kühl stellen. Käsekuchenförmchen leicht einbuttern, füllen und 6 bis 7 Minuten im Dunst kochen. Den Fisch aus der Form nehmen und mit frisch gekochten Erbsen garnieren.

Salat aus rotem Paprika und grünen Bohnen
Die roten Paprika kurz anbraten, mit Pergamentpapier bedecken, dünsten und langsam abkühlen lassen. Nach dem Abziehen der Haut in Streifen schneiden. Die grünen Bohnen in stark gesalzenem Wasser 4 bis 5 Minuten kochen und kalt stellen.

In einer Salatschüssel wird eine Sauce Vinaigrette aus folgenden Zutaten bereitet:
Salz, Pfeffer, Rotweinessig, Olivenöl, Erdnußöl, Petersilie, Kürbis, Schalotten, eine Knoblauchzehe, Senf. Am Schluß wird ein kleiner Löffel voll frischem Obers hinzugefügt. Die Sauce Vinaigrette wird über die Gemüse gegossen.

Ein Rezept von Jean-Claude Scaviner

Steinbutt mit Kresse, in Pergamentpapier gebraten

Für 4 Personen: 4 kleine Steinbuttfilets (à ca. 150 g), 2 schöne Fenchelknollen, 4 reife Tomaten, $^1/_2$ kleiner Grünkohlkopf, 100 g Butter, ein kleines Glas Weißwein.
Der Fenchel und der Kohl werden geputzt, gewaschen und fein geschnitten. Die Tomaten aushöhlen und in kleine Stücke schneiden. In einer Bratpfanne wird auf kleiner Flamme etwas Butter zerlassen und zuerst der Kohl und dann der Fenchel $^1/_2$ Stunde langsam geschmort. Anschließend werden die Tomaten und der Weißwein dazugegeben; abschmecken und zugedeckt $^1/_2$ Stunde auf kleiner Flamme kochen lassen. 4 Stück Butterbrotpapier (20 mal 30 cm) zuschneiden, darauf das Gemüse verteilen, das Papier gut abschließen, damit der Dampf nicht entweichen kann. Im Rohr bei 220 bis 250 Grad braten lassen. Verschlossen servieren.

Ein Rezept von Marcel Goareguer

Suppentopf

Zutaten: 2 Kalbshaxen, Salz, Pfeffer, Bouquet garni (Kräutergemisch), Lauch, Karotten, Sellerie usw.
1. Bouillon: 2 Liter Wasser, Salz, Pfeffer, Bouquet garni, 2 Lauchstangen, 4 Karotten, kleingeschnittene Sellerie, Lattichblätter, 2 Kalbshaxen.
Bouillon halb verkochen lassen (ca. $1^1/_2$ Stunden Kochzeit). Abseihen (eventuell durch ein Stoffstück), bis die Suppe ganz klar ist. Über Nacht stehen lassen.
2. Dämpfen (eventuell im Dampfkochtopf)

Zutaten: Lauch, Karotten, Sellerie und weitere Gemüsesorten je nach Geschmack werden »al dente« gedämpft. Solange es noch warm ist, wird das Gemüse in eine Kuchenform geschichtet, wobei auf eine schöne Farbzusammenstellung geachtet wird. Bis zum Rand mit der gelierten Bouillon anfüllen: da das Gemüse warm ist, zergeht das Gelee und wird wieder fest, sobald wir die so mit Gemüse und Gelee angefüllte Form kalt stellen. Kalt servieren.

Dazu kann eine Mayonnaise (statt Öl wird Naturjoghurt verwendet) gereicht werden.

19. Kapitel
Wie versorgen wir uns am besten mit Nahrungsprodukten von hoher Qualität?

1. Die Selbstversorgung

Unbestritten ist das der sicherste, ökologischste und zugleich billigste Weg.

Der Gemüsegarten

Sein eigenes Gemüse erzeugen ist der erste Schritt zur Selbstversorgung und zudem auch der einfachste. Das Gemüse für die ganze Familie kann auf einer kleinen Fläche angebaut werden. Der Eigenbau garantiert immer frisches, biologisches Gemüse, dessen Vitamingehalt zur Gänze erhalten bleibt. Dazu kommt, daß die Gartenarbeit auch die gesündeste Betätigung ist: gesund für den Körper, der auf natürliche und harmonische Weise, seinem eigenen Rhythmus folgend, arbeitet. Gesund für den Geist, weil der Gärtner mit den Pflanzen lebt; er lernt ihren Lebensrhythmus kennen und respektieren. Er lernt die Erde lieben und die unersetzbaren Diener, die Lebewesen im Boden, und die Pflanzen, durch die wir unsere Nahrung erhalten. Wir lernen auch unsere Nahrung mehr schätzen, weil wir wissen, wieviel Pflege und Mühe es bedeutet, Salat oder Karotten zum Wachsen zu bringen. Kurz, wir gewinnen wieder Kontakt zum Boden, Kontakt, den die Städter mehr oder weniger verloren haben.
Wenn wir 400 g Gemüse pro Tag und Kopf verzehren, sind das im Jahr 600 kg für eine Familie von vier Personen. Ein erfahrener Gärtner erntet diese Menge auf einer Anbaufläche von weniger als 200 m^2. Selbst wenn Sie ein Gärtlein von nur 50 m^2 zur Verfügung haben, machen Sie daraus einen kleinen Gemüsegarten. Sie könnten den Großteil Ihres Gemüses an-

bauen und ernten: Salat, Spinat, Erbsen, Bohnen, Mangold, Radieschen, Tomaten, Kohl, Lauch. Der biologische Gartenbau ist leicht durchzuführen und wird bald für viele eine echte Passion. Selbst diejenigen, die Gemüse nur bei ihrem Gemüsehändler oder gar nur auf ihrem Teller kennengelernt haben, verwandeln sich rasch, wenn sie nur ein wenig Gefallen daran finden, in sehr geschickte Gärtner.

Der Obstgarten

Dieser verlangt etwas mehr Fläche, Sachkunde und Geduld als der Gemüsegarten. Ein Obstgarten von 400 m^2 reicht bei weitem für eine Familie, wenn entsprechend extensive Baumpflege betrieben wird. Es kommt darauf an, daß die verschiedenen Obstsorten mit Bedacht ausgewählt werden. Man sollte eher die widerstandsfähigen, dem Klima angepaßten Sorten, die vielleicht weniger, dafür aber schmackhafte Früchte tragen, als die besonders ertragreichen Sorten auswählen. Eine gute zeitliche Abstimmung der verschiedenen Reifezeiten garantiert fast das ganze Jahr frisches Obst.

Die Hülsenfrüchte

Der Anbau von Hülsenfrüchten bedeutet absolut kein besonderes Problem. Rund 300 m^2 benötigt eine Familie, die 60–80 kg verbraucht. Am häufigsten werden Busch- und Stangenbohnen, Saubohnen (besonders zum Grünverbrauch) und Erbsen angebaut. Die Kichererbse gedeiht nur in südlichen Regionen.

Das Getreide

Es ist ohne weiteres möglich, Getreide im Garten anzubauen. Nur, der Getreideanbau ist bestimmt kein vorrangiges Produktionsziel für einen Amateur, da eine weitaus größere Fläche als für den Gemüseanbau benötigt wird: ca. 1200 m^2, um einen Ertrag von 500 kg zu erreichen. Getreide braucht zwar wenig Pflege, aber die Ernte und die weitere Verarbeitung bereiten Probleme, wenn man nicht entsprechend ausgerüstet ist.

Man kann jedoch den Anbau folgender Sorten anraten:
– Zuckermais (die Maiskolben werden kurz vor der Reife geerntet)
– Buchweizen. Er kann noch spät gesät werden (bis Ende Juni), und selbst wenn nicht viel dabei herausschaut, ergibt das letztlich eine ausgezeichnete Gründüngung. Das Dreschen ist problemlos, weil sich der Buchweizen leicht entkörnen läßt.

Die Kleintierzucht

Ziegen und Hühner eignen sich dafür am besten. Fleischesser können auch noch ein paar Hasen mit aufziehen.
– Die Ziege, das ideale Haustier für die ganze Familie: sie braucht keine aufwendige Pflege; sie ist genügsam; sie gibt 1,5 bis 3 Liter Milch am Tag, was für fünf bis sechs Personen reicht. Weniger als 2000 m^2 genügen, um die Ziege mit Gras und Heu zu füttern. Wenn weniger Fläche vorhanden ist, sollte man diese ausschließlich als Weide benützen und das Heu zukaufen. In diesem Fall findet man mit 1000 m^2 das Auslangen.
– Drei bis vier Hühner legen ausreichend Eier, um eine Familie, die sich von Getreidekost ernährt, zu versorgen. Ein Teil des Obstgartens dient als Auslauf.
Ziege und Hühner liefern Mist, mit dem der Garten gedüngt wird.

2. Die Direktversorgung beim Produzenten

Unbearbeitete und bearbeitete Produkte können gleich beim Erzeuger gekauft werden:
– Einige verkaufen ihre Produkte am Markt oder direkt auf dem Bauernhof; manche versenden sogar die weniger verderblichen Produkte.
Beim Getreidekauf ist besonders darauf zu achten, daß die Körner trocken und frei von Dreschrückständen sind: Spreu oder Kolbenreste behindern den Mahlvorgang in den Schrotmühlen.
Beim Gemüsekauf ist stets auf die Frische zu achten. Die Güteklasse oder das Aussehen ist viel weniger wichtig.

3. Der Einkauf beim Händler, der naturbelassene und biologische Produkte führt

In den größeren Städten bestehen Geschäfte, die biologische Produkte führen; ihnen werden oft überhöhte Preise vorgeworfen. Nun ist es aber unvermeidlich, daß diese Preise über jenen des üblichen Handels liegen: höhere Produktionskosten, ein komplizierter Vertrieb, höhere Transportkosten und geringere Umsätze bedingen auch größere Handelsspannen. Es bestehen dennoch unleugbare Mißstände bei den verschiedenen Abschnitten des Verteilungsweges. Die spezialisierten Einzelhändler haben eine wichtige Rolle übernommen; vorausgesetzt, daß sie solide Kenntnisse über die Ernährung und die Diätetik besitzen, können sie den Konsumenten beraten und leiten.
Der Konsument und der Detailhändler sollen genau die vom Erzeuger abgegebenen Garantien überprüfen. Oft ist die Textierung auf den Etiketten mißverständlich gehalten und sogar unrichtig abgefaßt. Der Konsument muß beim Kauf darauf bestehen, daß die Angaben exakt darüber Auskunft geben, ob die Produkte aus biologischem Landbau stammen und in welcher Weise sie verarbeitet worden sind.
Der schriftliche Hinweis auf die Zugehörigkeit des Erzeugers oder Verarbeiters zu einer Organisation für biologischen Landbau bietet eine Garantie für die Qualität der Nahrungsprodukte.

5000 m^2 zur Selbstversorgung

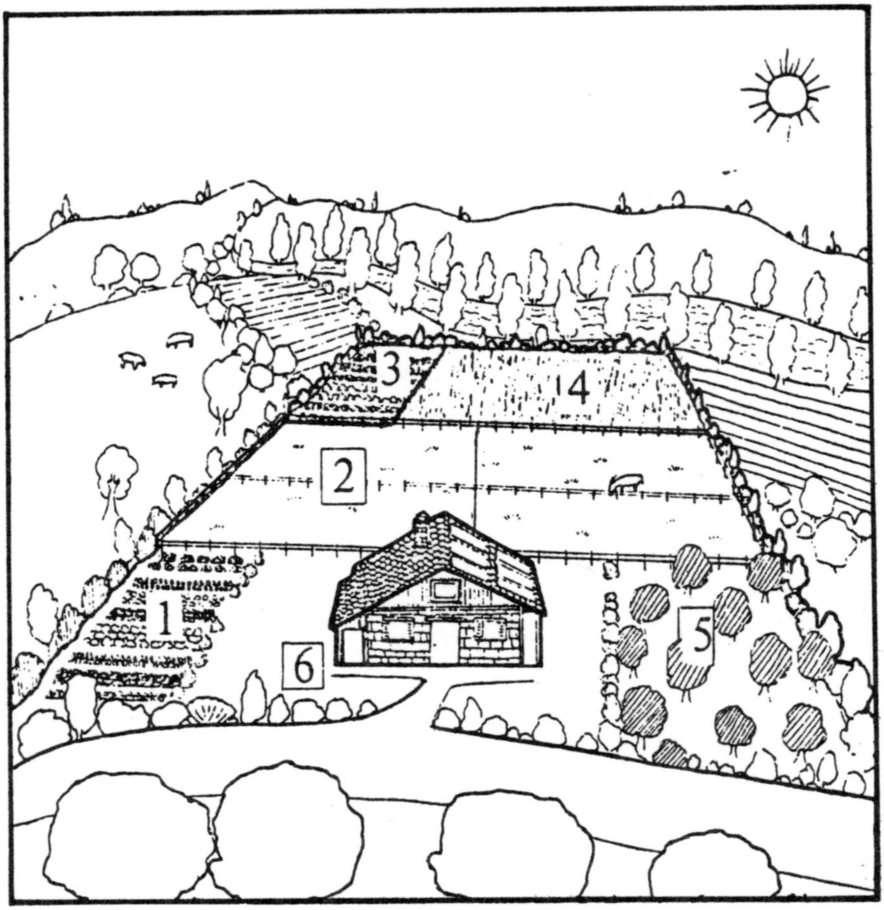

1. Gemüsegarten (200 m^2)
2. 2000 m^2 für die Ziege
3. Hülsenfrüchte (300 m^2)
4. Getreide (1200 m^2)
5. Obstgarten (400 m^2)
6. Haus mit Ziergarten (900 m^2)

20. Kapitel
Ernährungsgrundstoffe und Nährwert der wichtigsten Nahrungsmittelkategorien

Um unseren Lesern eine Annäherung an die ausgewogene Ernährungsweise, die sie anstreben, zu erleichtern, enthält das letzte Kapitel zwei zusammenfassende Tabellen, die auf einen Blick den Nährwert der wichtigsten Lebensmittelkategorien erkennen lassen. So kann auch ein »Zuviel« oder ein »Zuwenig« im Menü oder in der Diät entdeckt werden.

Gehalt an Ernährungsgrundstoffen in den wichtigsten Nahrungsmittel-Kategorien (pro 100 g)

	Kalorien	Proteine g	Kalzium mg	Phosphor mg	Magnesium mg	Eisen mg
Vollgetreide[1]	350	11	45	350	120	3,2
Raffiniertes Getreide[2]	350	8	20	150	60	1,4
Hülsenfrüchte[3]	350	22	100	385	115	6,2
Kartoffeln	85	2	14	58	28	0,9
Gemüse (stark gekocht)	30	1,5	38	39	16	0,76
Gemüse[4] gedünstet	30	1,5	49	50	20	0,94
Obst[1]	60	0,8	13	23	10	0,45
Fleisch[1]	250	18	9	185	25	2,3
Fisch[1]	70	16	30	210	30	0,7
Eier	162	12,8	54	208	11	2,7
Milch	67	3,3	137	91	13	0,05
Käse[5]	350	23,5	700	523	37	0,7
Trockenfrüchte (ölh.)[6]	650	16	187	390	179	3,7
Olivenöl	900	0	0,5	–	–	0,08
Pflanzenöl (durchschn.)	900	0	–	–	–	–
Margarine	754	0	–	6	–	–
Butter	735	0,6	16	16	1	0,19
Zucker	398	0	20	0	0	0,04

Kupfer mg	Vit. A + Karotin mg	Vit. B_1 mg	Vit. B_2 mg	Vit. B_3 mg	Vit. C mg	Vit. E mg
0,3	0,12	0,5	0,15	4,0	0	3,0
0,1	0	0,13	0,05	1,0	0	0,3
0,7	0,16	0,58	0,22	2,2	3,5	4,0
0,16	0,006	0,11	0,04	1,2	30	0,06
0,14	2,3	0,08	0,09	0,5	16	0,5
0,13	4,1	0,07	0,08	0,5	27	0,5
0,10	0,05	0,05	0,03	0,3	19	0,5
0,23	0,01	0,3	0,21	5,2	1,5	0,6
0,20	0,05	0,08	0,08	2,0	2	1,8
0,15	0,34	0,12	0,34	0,1	0	1,0
0,01	0,03	0,04	0,16	0,07	1	0,06
0,01	0,38	0,05	0,40	0,8	0,2	0,3
0,90	0,09	0,40	0,40	3,4	2,7	20
0,07	0	0	0	0	0	14
–	–	–	–	–	–	–
–	–	–	–	–	–	–
0,03	0,99	Spuren	0,01	0,1	0,001	2,6
–	0	0	0	0	0	0

[1] Durchschnitt/Getreidekost
[2] Durchschnitt/herkömmliche Kost
[3] Arithmetisches Mittel: Erbsen + Linsen + Bohnen + Kichererbsen
[4] Herkömmliche Kost = Durchschnitt (nach Verbrauchsstatistiken)
Getreidekost = Durchschnitt
[5] Arithmetisches Mittel Gruyère + Camembert
[6] Arithmetisches Mittel Walnüsse + Haselnüsse + Mandeln

Nährwert der wichtigsten Nahrungsmittelkategorien

	Kal.	Prot.	Ka	P	Mg	Fe	Cu	Vit. A	Vit. B1	Vit. B2	Vit. B3	Vit. C	Vit. E
Bedarf	2400	50	700	1200	350	13	2,5	0,8	1,3	2	20	60	15
Vollgetreide (durchschnittl.)	36	55	16	73	86	62	30	37	96	19	50	0	50
Raffiniertes Getreide (durchschnittl.)	36	40	7	31	42	27	10	0	25	6	13	0	5
Hülsenfrüchte	36	110	36	80	82	119	70	50	111	28	28	15	66
Soja	44	175	91	121	170	154	90	10	192	45	44		142
Weizenkeime	40	126	32	230	286	154	130	14	192	313	63	4	450
Kartoffel	9	10	5	12	20	17	16	2,5	21	5	15	125	0
Grüngemüse	3	8	15	9	13	16	14	350	14	11	6	90	4
Obst (durchschnittl.)	6	4	5	5	7	8	10	2	10	4	4	79	6

	Kal.	Prot.	Ka	P	Mg	Fe	Cu	Vit. A	Vit. B1	Vit. B2	Vit. B3	Vit. C	Vit. E
Bedarf	2400	50	700	1200	350	13	2,5	0,8	1,3	2	20	60	15
Fleisch (durchschnittl.)	26	90	3	39	18	44	23	3	58	26	65	6	10
Fisch (durchschnittl.)	7	80	11	44	21	13	20	16	15	10	25	8	30
Eier	7	64	19	43	8	52	15	100	43	43	1	0	6
Milch	7	17	49	19	9	1	1	9	7	20	1	4	1
Käse (durchschnittl.)	36	118	250	109	26	13	10	119	10	50	10	1	5
Butter	77	3	6	3	1	4	3	309	0	1	0	0	26
Zucker	42	0	0	0	0	0	0	0	0	0	0	0	0
Kaltgepreßtes Olivenöl	94	0	0	0	0	1	7	0	0	0	0	0	234
Ölh. Trockenfrüchte (durchschnittl.)	68	80	67	81	128	71	90	28	77	50	43	11	334

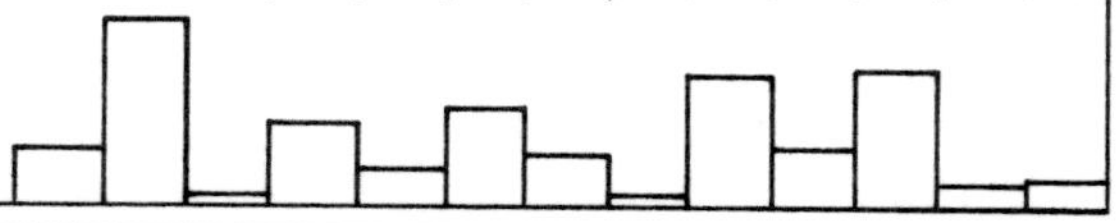

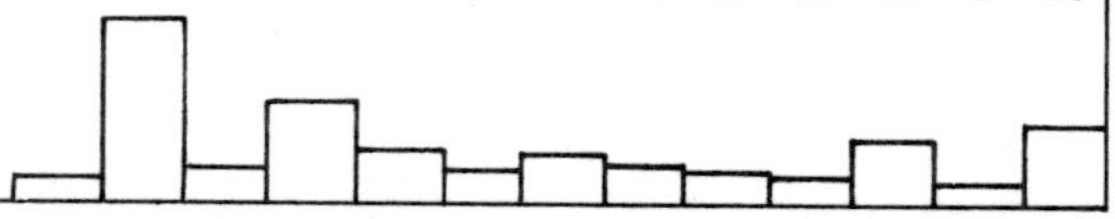

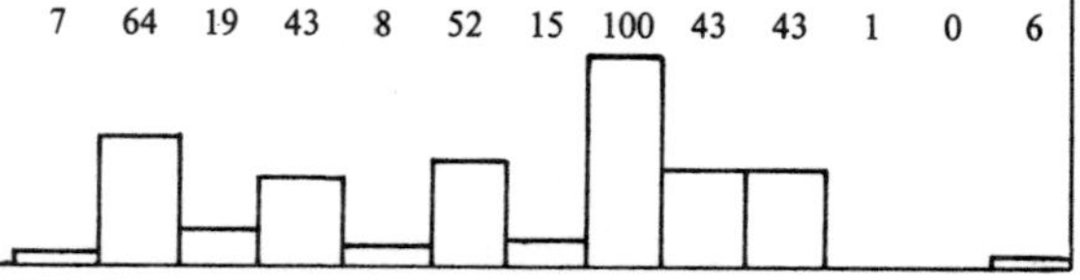

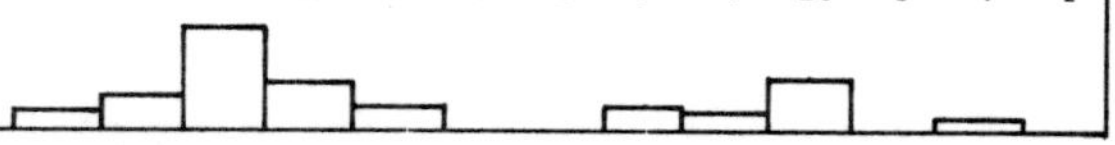

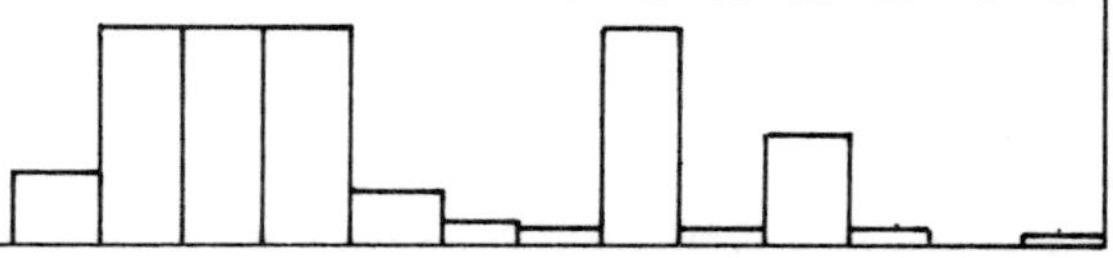

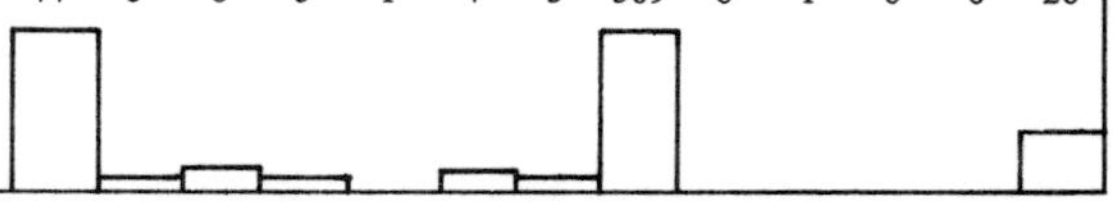

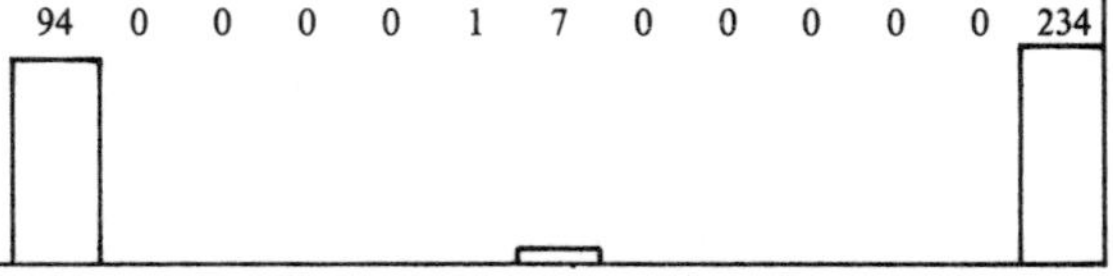

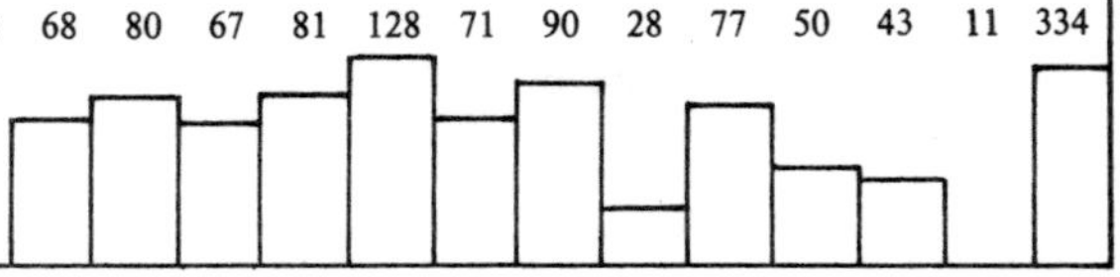

Schlußwort

Das Wissen über eine Ernährungsweise, die uns gesund erhält, ist eine Sache. Das Wissen in die Praxis umsetzen, ist die andere: denn dazu müssen wir unsere Gewohnheiten ändern, und das erfordert von uns Willenskraft. Manche sagen: »Ich fühle mich gut, warum soll ich meine Ernährung ändern?« oder »Mein Großvater ist achtzig Jahre alt und ißt alles und fühlt sich dabei herrlich!« Aber was hat er als junger Mensch gegessen: sicherlich reichlich Brot, wenig Fleisch und Fett, sehr wenig Zucker, Konservenkost und raffinierte Nahrungsmittel; seine Nahrungsmittel waren »sauber« – frei von Schadstoffen – und nicht mit Düngemitteln behandelt. Und hat der Großvater nicht vielleicht auch gute, alte Gewohnheiten beibehalten?
Wer jung und gesund ist, sollte sich an die Worte von Dr. Knox erinnern: »Die Gesundheit ist ein unsicherer Zustand, der nichts Gutes ankündigt.«
Der scheinbar gute Gesundheitszustand aller Menschen, die sich sozusagen »modern« ernähren, kann sich dann, wenn man es gar nicht erwartet, plötzlich ändern: es tritt ein Magengeschwür, ein Infarkt oder sogar eine Krebserkrankung auf. Zwanzig, dreißig oder noch mehr Jahre lang hat der Organismus, mit Hilfe von Medikamenten, tapfer allen Attacken von Lebenswandel und falscher Ernährung standgehalten – und dann stürzt ohne Warnung alles zusammen, und eine schwere, manchmal unheilbare Krankheit tritt auf. Früher oder später fällt dieser unparteiische Zeuge – die Zeit – sein Urteil und sagt uns durch das Auftreten von Krankheit oder gar des Todes, ob wir auf unsere Gesundheit geachtet haben. Das Urteil wird vielleicht im Alter gefällt werden; unsere Kinder wird es, bedingt durch unsere Fehler und Schwächen, schon früher treffen. Sie werden als Erwachsene bereits eine ernstlich angegriffene Gesundheit haben. Außer wir ändern unsere Ernährungsweise, solange es noch nicht zu spät ist.
Das heißt: ab heute!

Tabellen und Graphiken

1. Kapitel: Die durch Schadstoffe aus ihrem natürlichen Gleichgewicht gebrachten landwirtschaftlichen Produkte

– Nitratgehalt einiger Gemüsesorten ... 26
– Nitratgehalt von Karotten und Spinat bei ansteigender Stickstoffzufuhr ... 27
– Nitrat- und Nitritgehalt im Spinat ... 28
– H.C.H.- und H.C.B.-Rückstand in der Muttermilch und in der Kuhmilch ... 31
– D.D.T.-Rückstände in der Muttermilch und in der Kuhmilch ... 33
– Relation zwischen Dosierung und Folgen beim Auftreten von Krebs im Gehörgang durch Paradimethylaminotilben (bei Ratten) ... 35
– Unterschied im Aufbau von organisch und chemisch gedüngtem Gemüse ... 36
– Vitamin-C-Gehalt einiger Apfelsorten ... 37

2. Kapitel: Wie die Industrie die Nahrungsmittel denaturiert

– Zusammensetzung amerikanischer Brotsorten ... 40
– Verhältnis zwischen dem Auszugsgrad und den im Weizenmehl verbleibenden Vitaminen ... 41
– Nährwert der Kartoffel (je nach Verarbeitung) ... 42
– Vitamin-C-Verlust bei tiefgekühltem Gemüse ... 43

3. Kapitel: Eßgewohnheiten wider den gesunden Menschenverstand

– Entwicklung der Ernährungsgewohnheiten der Franzosen seit 1840 46
– Der Fettgehalt einiger Nahrungsmittel ... 49
– Gehalt an gesättigten und ungesättigten Fettsäuren der wichtigsten Fette ... 50
– Zuckergehalt einiger Nahrungsmittel ... 51

4. Kapitel: Schwerwiegende Folgen unserer Ernährungsweise
– Ansteigende Zahl der geschädigten Kinder in den USA 61
– Wichtigste krankheitsbedingte Todesursachen für die Altersstufe von 25 bis 64 Jahren – nach Geschlecht und prozentuell nach Ansteigen und Rückgang zwischen 1950 und 1971 aufgestellt 63

7. Kapitel: Was sollen wir essen?
– Stand der Kenntnisse über den Nährstoffbedarf 81

8. Kapitel: Das Getreide: Grundnahrungsmittel der Menschen seit 10.000 Jahren
– Zusammensetzung der wichtigsten in Frankreich kultivierten Getreidesorten 91

9. Kapitel: Hülsenfrüchte als Ergänzung zur Getreidekost 101
– Nährwert der Hülsenfrüchte und vom tierischen Eiweiß 103
– Zusammensetzung der wichtigsten Hülsenfrüchte (Frankreich) 103

10. Kapitel: Die richtige Verwendung von Gemüse und Früchten
– Obst- und Gemüsesorten mit hohem Vitamin-C-Gehalt 115

12. Kapitel: Gärungsprodukte: eine jahrtausendalte Tradition
– Vitamin-C-Gehalt im Sauerkraut während der Gärung 125

13. Kapitel: Keimlinge, oder die kostenlose Herstellung von Vitaminen
– Nährstoffgehalt im Weizen und in den Weizen-, Luzerne- und Sojakeimen 133
– Vitamingehalt der Körner vor und nach 5 Tagen Keimzeit 133
– Vitamin B_{12}-Gehalt von Getreide und Leguminosen während der Keimzeit 134
– Karotin-Gehalt (Provitamin A) von Getreide und Leguminosen während der Keimzeit 134
– Vitamin-C-Gehalt der Leguminosen während der Keimzeit 135

14. Kapitel: Dreierlei Ernährungsarten: Die Kost des Mitteleuropäers, die Kost auf Getreidebasis und die gemischte Kost
– Durchschnittlicher Verbrauch der hauptsächlichsten Nahrungsmittel je nach Ernährungsweise 137

– Zufuhr an Proteinen, Kohlenhydraten, Fettstoffen und Faserstoffen bei den drei verschiedenen Ernährungsweisen 138
– Vitamin- und Mineralienzufuhr durch die drei Ernährungsarten ... 144
– Vergleich des Selbstkostenpreises der drei Ernährungsmethoden ... 148
– Selbstkostenpreis je nach Ernährungsweise 150
– Bodenoberfläche und Energieaufwand je nach Ernährungsweise ... 152

16. Kapitel: Kochen, Gesundheit und Gastronomie
– Vitamin-C-Gehalt der Kartoffel während der Lagerzeit 161
– Vitamin-C-Gehalt im Kohl während der Kochzeit 162
– Vitamin-C-Verlust beim Gemüse je nach Kochart 163

19. Kapitel: Wie versorgen wir uns am besten mit Nahrungsprodukten von hoher Qualität
– 5000 m^2 zur Selbstversorgung 190

20. Kapitel: Ernährungsgrundstoffe und Nährwert der wichtigsten Nahrungsmittelkategorien
– Gehalt an Ernährungsgrundstoffen in den wichtigsten Nahrungsmittelkategorien 192
– Nährwert der wichtigsten Nahrungsmittelkategorien 194

Bibliographie

AYKROYD (W. R.) et DOUGHTY (J.) – *Le blé dans l'alimentation humaine* – F. A. O., Rome, 1970.
AYKROYD (W. R.) et DOUGHTY (J.) – *Les graines de légumineuses dans l'alimentation humaine* – F. A. O., Rome, 1964.
AUBERT (C.) – *L'agriculture biologique, Pourquoi et comment la pratiquer* – Le Courrier du Livre, 3e éd., 1977.
AUBERT (C.) – *Le jardin potager biologique* – Le Courrier du Livre, 3e éd., 1975.
AUBERT (E.) – *Approches de la cuisine céréalienne* – chez l'auteur. 25930 Lods, 1979.
BIGATA (G.) et BOUVIER (B.) – *La consommation alimentaire en 1973 et 1974* – I. N. S. E. E., 1978.
BONARDI (H. de) – *Trois cents recettes de cuisine écologique* – Mercure de France.
COURTER (G.) – *The Beansprout Book* – Simon and Shuster, New York, 1973.
DAVID (A.) – *Les vitamines ont leurs secrets* – Tchou, Paris, 1977.
DAVIS (D.) – *Les centenaires des Andes* – Flammarion, Paris, 1976.
DUFTY (W.) – *Sugar Blues* – Warner Books, New York, 1975.
EICHHOLTZ (F.) – *Die biologische Milchsäure* – Eden-Stiftung, Bad Soden (R. F. A).
GUIERRE (G.) – *Alimentation et diététique dans la vie moderne* – Le Courrier du Livre, Paris, 1967.
GUIERRE (G.) – *Petite encyclopédie des fruits* – Le Courrier du Livre, Paris, 1975.
HALL (R. H.) – *Food for nought* – Harper and Row, Hagerstown (U. S. A.), 1974.
HUNTER'S (B. T.) – *Fermented foods and beverages* – Keats, New Canaan (Conn., U. S. A.), 1973.
KON (S. K.) – *Milk and Milk products in human nutrition* – F. A. O., Rome, 1972.
KUHL (J.) – *La bouillie idéale* – Humata, Berne.
KUHL (J.) – *Echec au cancer* – Humata, Berne.
KUHNAU (J.) et GANZMANN (W.) – *Hafer, ein Element der modernen Ernährung* – Umschau Verlag, Francfort, 1976.
KULVINSKAS (V.) – *Sprout for the love of everybody* – Omango D'Press, Wethersfield (Conn., U. S. A.), 1978.
KUSHI (M.) – *La santé par l'alimentation* – Ed. K. I. Brives-Charensac (Haute-Loire), 1978.
KUSHI (M.) – *Approche alimentaire du cancer* – Ed. K. I., Brives-Charensac (Haute-Loire), 1977.
LEDERER (J.) – *Encyclopédie moderne de l'hygiène alimentaire* – Maloine et Nauwelaerts, 1977.
LEDERER (J.) – *Alimentation et Cancer* – Nauwelaerts et Maloine, 1977.

LEROI-GOURHAN (A.) – *Milieu et Techniques* – Albin Michel, Paris, 1973.
LINGENFELDER (M). – *Die Milchsäuregärung* – Waerland-Verlag, Mannheim.
LUQUET (F. M.) – *Les résidus de pesticides organochlorés dans les laits français: lait de vache, brebis, chèvre, femme* – Laboratoire d'industrie laitière, Douai, Thèse, 1972.
MAURIZIO (A.) – *Histoire de l'alimentation végétale* – Payot, Paris, 1932.
MERCIER (J.-R.) – *Energie et Agriculture, le choix écologique* – Debard, Paris, 1978.
MUNROE (E.) – *Sprouts to grow and eat* – Stephen Greene Press, Brattleboro (Vermont, U. S. A.), 1974.
PASCOTTO (P.) – *La production biologique du fruit* – Vie et Action, Vence 1977.
PEETERS (E. G.) – *Le guide de la diététique* – Marabout, Verviers (Belgique), 1977.
POMIANE (E. de) – *Bien manger pour bien vivre* – Albin Michel, Paris, 1922.
POUSSET (J.) – *Les principaux élevages en agriculture écologique de subsistance* – Le Courrier du Livre, Paris, 1977.
RIGAUX (J.) – *La bonne cuisine céréalienne* – G. Maltèse, Sainte-Geneviève-des-Bois, 1972.
ROIG (A.) – *Dictionnaire des polluants alimentaires* – Cevic, 1973.
SCHARPF (H. C.) – *Zur ernährungsphysiologischen Qualität von Gemüse unter besonderer Berücksichtigung des Einflusses der Düngung* – Technische Universität, Hannover, 1973.
SCHUPHAN (W.) – *Nutritional values in Crops and Plants* – Faber and Faber, Londres, 1965.
SIEGEL (A.) et FAWCETT (B.) – *Food Legume Processing and Utilization* – I. D. R. C., Ottawa, 1967.
TANNAHILL (R.) – *Food in History* – Paladin, Saint-Albans (G. B.), 1975.
SAN DER SEELEN (E.), GEVAERT (A.) et BAERTSOEN (B.) – *Livre de la cuisine naturiste et macrobiotique* – L. I. M. A., Saint-Martens-Latem (Belgique).
WEIR (C. E.) – *Benefits from human Nutrition Research* – U. S. D. A., Washington, 1971.
**** *Encyclopédie permanente d'agriculture biologique,* Debard, Paris, 1974.
**** *Les Français et leur alimentation* – Fondation française pour la nutrition, Paris.
*** *Dietary goals for the United States* – Selected committee on Nutrition and human needs, United States Senate, Washington, 1977.
**** *Rapport sur l'état de santé de la population française en 1972* – Inserm, Paris, 1974.
**** *Nutrition Canada, Enquête Nationale* – Ministère de la Santé, Ottawa, 1973.
**** *Journées d'étude sur les nitrates et les nitrites dans l'alimentation de l'homme* – Annales de la Nutrition et de l'Alimentation – C. N. R. S., Paris, 1976.

Register

Äpfel 34, 114, 115, 116, 129, 147
Äpfel, gefüllte 179
Äthylalkohol 123
Aflatoxine 11
Agostini, Cf. P. F. 11
Algen 95
Alginsäure 44
Alkaloide 103
Alkoholika 77
Alkoholismus 120
Alkoholprozentsatz 15
Amine 11
Amine, sekundäre 23
Aminopyrin 24
Aminosäure 91, 102
Aminosäure, freie 36
Aminosäuregehalt 13
Aminosäuren, essentielle 13
Amylase 125
Anbaufläche 151
Ankeimen 171
Anrösten 156
Antibiotika 11, 73, 142
Apfel aus Croncels 37
Apfelkörbchen 176
Apfelkompott 181
Aprikosen 114, 116
Arsen 11, 60
Arteriosklerose 17, 48, 86
Ascorbinsäure 36, 39
Aspergillus oxyzae 109, 126
Atkins, Dr. 154
Auberginen 128
Avocado 49
Azuki 107, 164
Bananen 114
Baumanrenette 37
Benzoperoxid 40
biologischer Landbau 12, 72, 74, 152
biologisches Gleichgewicht 9, 21
Bier 78, 84, 120, 122, 123
Birnen 34, 114
Birnenmost 131
Biskotten 86, 95
Bissara 178
Blaubeeren 114
Blattgemüse 111
Bleu de Bresse 49
Blinddarmentzündungen 147
Blumenkohl 112, 182
Bluthochdruck 48
Blutwurst 49
Bockshornklee 110
Bohnen 79, 85, 101, 102, 104, 106, 164
Bohnen, grüne 26, 43, 88
Bohnenkeimlinge 135
Bohnenteig 106
Bonbons 51
Bonito 86, 130
Bor 28
Borschtsch 129
Boskoopapfel 37
Boulghour 79, 87, 95, 98, 128, 132, 157, 172
Boulghour mit Karotten 174
Bratwürste 49
Brillenträger 62
Broccoli 112
Brom 60
Bromat von Kalium 40
Brombeeren 114
Brot 39, 42, 45, 90, 93, 95, 122, 123, 127, 135, 150, 156
Brot, aus dreierlei Mehl 177
Brotrezept 166
Brotsorten, amerikanische 40
Brotteig 128
Brustkrebs 48
Buchweizen 85, 87, 90, 92, 96, 98, 156, 157
Buchweizen-Crêpes 175
Buchweizenkörner 99
Butter 14, 49, 50, 87, 118, 119, 129
Butterkeks 51
Buttermilch 129
Camembert 49, 127
Cantal 49
Carbary 1 23, 34
Carell, A. 84
Carton, Dr. 113
Cayenne 30
Cervoise 130
Chicorée 88
Chicoréesuppe 93
Chinakohl 112

Chips 42, 43, 49, 87
Chlor 60
Chlor-Aniline 34
Chlor-Azobenze 34
Chlorpropan 34
Cholesterin 14
Chou tofu 110
Chrom 60
Coenzyme 27
Couscous 47, 95, 98, 107
Cox-Orange 37
Creme Chantilly 49
Cyanide 24
Darmflora 15, 141
Darmkrebs 24
Darmpolypen 147
DDT 32
DDT-Gehalt 34
DDT-Rückstände 33
Degenerations-erkrankungen 57
Delbet 36
Dextrin 133, 156
Dhosai 121, 128
Diabetes 48
Dichloro-Azoxybenze 34
Dickdarmkrebs 48, 52
Dickmilch 86, 88, 118, 121, 128, 141, 164, 170
Diglycerid 40, 44
Dinkel 90, 92, 95, 96, 98, 99
Dinkel-Suppe 175
Dioskorides 126
Dioxin 34
Direktversorgung 188
Dithiocarbamate 24, 34
Dolo 85, 120, 122, 123, 130, 132
Dolomit 75
Druckrey 35
Düngemittel 22, 36, 58, 72
Düngemittel, stickstoffhältige 11, 113
Düngung 37
Edamer 29
Edelkastanie 114, 115
Eier 46, 87, 92, 101, 119
Eisen 27, 36, 40, 42, 57, 76, 102, 112, 128, 140, 144, 164
Eisengehalt 37
Eiweiß 91, 103, 112, 118
Eiweißhemmer 125
Eiweiß-Phytin-Verbindungen 103
Emmentaler 49
Emulgatoren 44
Energieverschwendung 88
Enzyme 91
Erbsen 43, 47, 85, 88, 101, 102, 107
Erdbeeren 77, 88, 114
Erdnüsse 102
Erdnüsse, geröstet 49
Erdnußbutter 49
Ernährungs-gewohnheiten 9, 46
Ernährungs-grundstoffe 191, 192
Ernährungsmethoden 151
Essigsäure 39
Färberdistelöl 199
Faserstoffe 83, 147
Feigen 114
Fermente 125, 126
Fette 13, 42, 47, 53, 54, 82, 87, 91, 118, 136, 149, 157
Fette, tierische 14, 49, 50
Fettkonsum 136
Fettleibigkeit 48
Fettstoffe 138, 146
Fettsäuren, gesättigte 48
Fettsäuren, ungesättigte 48
Fettsucht 15, 86
Fettzufuhr 48
Fisch 54, 78, 84, 85, 87, 92, 94, 118, 119, 129
Fischsauce 164
Fisolen 26
Fleisch 45, 46, 52, 78, 82, 84, 85, 87, 92, 94, 101, 112, 119, 129, 147, 149
Fleischprodukte 29
Fleischwaren 29
Fortpflanzungs-funktionen 25
Frankreich 31
Frischgemüse 27
Frischkost 79
Friteuse 54
Fruchtgemüse 111
Fruchtsäfte 120
Fruchtzucker 146
Früchte 46, 51, 84, 87, 113, 114, 117
Frühlingsomelette 178
Fungizide 75
Futterrüben 75
Gärung 39, 125, 128, 156
Gärungsarten 122
Gärungsprodukte 124, 142
Gärungsprozeß, natürlicher 39
Garum 86, 122, 130
Geburtenziffern 62
Gefäßerkrankungen 48, 59, 62
Geflügel 46
Gefrierfleisch 118
Gefriertrocknung 124
Geheimrat Oldenburg 37
Gehirn-gefäßerkrankungen 14
Gemüse 28, 31, 42, 45, 46, 54, 59, 67, 78, 79, 82, 83, 84, 85, 86, 88, 98, 111, 112, 114, 123, 128, 129, 141, 148, 152, 160, 161, 164, 168, 169
Gemüse, biologisches 30
Gemüse, rohes 92
Gemüsegarten 186
Gemüsekuchen 174
Gepökeltes 29
Gerste 84, 85, 92, 96, 97, 98, 99, 105, 109
Gerstenkeime 135
Getränke 130
Getreide 10, 13, 14, 46, 51, 53, 54, 59, 75, 76, 78, 79, 84, 85, 90, 91, 101, 105, 106, 112, 114, 115, 123, 126, 127, 134, 136, 139, 141, 142, 143, 155, 163, 187

Getretreide, raffiniert 86
Getreidebasis 136, 150
Getreidegärung 123
Getreidekeimlinge 143
Getreidekörner 167
Getreidekost 137, 139, 141, 146, 148, 151
Getreidekost, Rezepte 173
Getreidemalz 39, 119
Getreidenährwert 91
Getreidespeise 160, 164
Getreidestärke 40
Getreidezubereitung 98
Gewürze 119
Gleichgewicht, natürliches 21
Glukose 147
Glykose 123
Glykosid 103
Golden Delicious 37, 38, 115
Gomasio 79, 164
Gorgonzola 127
Gouda 29
Gounelle, H. 28
Granola 179
Graupen mit Gemüse 179
Graverenette 37
Gries 95
Grimmdarmkrebs 147
Gründüngung 75
Grüngemüse 85, 122, 142, 163
Grünkohl 88, 112
Grunddünger 27
Gurken 43, 86, 88, 122, 129, 169
Hämizellulase 125
Hämoglobin 23, 59
Hafer 85, 92, 97, 98, 99, 156
Haferflockentörtchen 176
Hafergries 99
Hamanatto 121
Hammelfett 50
Hammelfleisch 118
Harnsäure 52
Harz 78
Haselnüsse 49, 114, 115
Haselnußmasse 115
H. C. B.-Rückstand 31
H. C. H. 32
H. C. H.-Rückstand 31
Hefe 40, 42, 127, 128
Hefeteig 127
Hemizellulose 104
Hepatitis 10
Herbizide 28, 34
Herzerkrankungen 48, 59, 62
Herzkranzgefäßerkrankungen 10, 14, 17, 158
Heubazillus 109
Hirse 79, 87, 92, 97, 122, 128, 156, 157
Hirsekörner 100
Hirsemehlbrei 128
Histamine 11
Holzasche 75
Honig 78, 119
Honigwein 131
Hormone 11
Hounzas 114
Hülsenfruchtgärung 123
Hülsenfruchtkeimlinge 143
Hülsenfruchtstärke 146
Hülsenfrüchte 10, 53, 78, 84, 85, 92, 101, 102, 103, 104, 105, 106, 107, 108, 111, 122, 123, 147, 164, 187
Hydromel 131
Hypokrates 159
Idli 121, 126, 128
Impfung 73
Insektizide 72
Jod 60, 112
Joghurt 86, 87, 88, 121, 129, 140, 170
Johannisbeeren 114
Jonathan 37
Jondot, M. 65
Käse 46, 67, 87, 88, 93, 94, 118, 122, 129, 164
Kaffee 120, 142, 157
Kaiserschnittgeburten 67
Kakaobohne 49
Kakaobutter 50
Kalbfleisch 118
Kalorien 52, 57
Kalzium 36, 40, 102, 128, 140, 144
Kalziumazetat 39
Kalziumphytat 128
Kalziumpropionat 40, 42
Kalziumsulfat 110
Kanadarenette 37
Karies 17, 51, 60, 65, 86
Karotin 141
Karotin-Gehalt 134
Karotten 26, 27, 88, 113, 129, 141, 169
Karotten, gedünstet 180
Karottenpastete 178
Kartoffel 13, 34, 42, 85, 88, 111, 142, 161, 163, 164
Kastanienpüree 175
Kauen 106
Kefir 86, 120, 123, 131, 170
Keimen 156
Keimlinge 132, 142
Keimzeit 133, 134, 135
Keks 51
Kichererbsen 84, 85, 88, 92, 98, 101, 102, 107, 164
Kichererbsenteig 93
Kinder, geschädigte 60
Kirschen 34
Kleie 40, 147
Kleintierzucht 188
Klopse aus Kartoffeln und Mais 183
Knoblauch 84, 88
Knollengemüse 111, 112
Koblat 60
Kochart 163
Kochgewohnheiten 54
Kochzeit 79
Königskuchen 49
Körner, ölhältige 92
Kohl 26, 112, 113, 122, 126, 128, 169
Kohl, gefüllt mit Buchweizen 181
Kohlehydrate 14, 42, 51,

80, 86, 91, 122, 138, 146, 154
Kohlehydratprozentsatz 15
Kohlgewächse 34
Kohlrabi 86, 112, 128, 169
Kokosnüsse 49
Kokosfett 50, 119
Kompost, biodynamischer 37
Kompostieren 75
Konfitüre 51
Konfuzius 73
Konserve 45, 52, 77, 87
Konservenkost 79, 149
Konservieren 121
Konservierung 14, 17, 124
Kopra 50
Koprafett 119
Kost, gemischte 136
Kräuter 78
Krampfadern 143
Krebs 34, 44, 51, 56, 57, 64, 141, 158
Krebserkrankungen 10, 17, 24
Krebsforschung 14
Krebszellen 65
Kreislaufstörungen 64
Kühl, Dr. 126
Kühlschrank 55
Kürbis 88, 113
Kürbiskerne 135
Kürbiskernöl 119
Kuhmilch 31, 32, 33
Kumiß 129
Kupfer 27, 60, 140, 144
Kupfersalz 75
Kwashiorkor 105
Kwaß 85, 120, 122, 123, 130
Lachse 130
Lactobacillus bulgaricus 129
Lävulose 123
Laktose 122
Lammkotelett 49
Landwirtschaft, biologische 71, 73
Lathyrus sativue 110
Lauch 113
Lauch-Crêpes 175
Lebensmittel, raffinierte 136
Leber 48
Leberkrebs 24
Leberpastete 49
Leberschäden 104
Lederer 34, 44
Leguminosen 75, 84, 135
Leinöl 58
Leukämie 64
Limabohnen 102
Lindan 32
Linsen 84, 85, 88, 92, 101, 102, 104, 105, 164
Linsen-Curry 179
Lipase 125
Lipide 80, 88
Lithium 60
Lithothamine 75
Lupine 110
Lupinus albus 110
Luxusnahrungsmittel 9
Luzerne 110, 132, 133
Lysin 91
Madeleine 49
Magenbeschwerden 110
Magengeschwüre 17
Magenkrebs 24
Magermilch 40
Magnesium 36, 42, 51, 53, 57, 76, 102, 112, 140, 144
Magnesiumchlorid 110
Magnesiumkarbonat 40
Magnesiummangel 59
Magnesiumsulfat 110
Maillard-Reaktion 11, 13
Mais 75, 85, 92, 97, 99
Maisbier 120, 130
Maiskeimöl 50
Maismehl 100
Makrobiotiker 114
Malkose 123
Maltose 133
Malz 42
Mancozeb 34
Mandelmasse 115
Mandeln 49, 114, 115, 135
Mandelöl 5 50
Maneb 34
Mangan 27, 60
Mangelernährung 139
Mangelerscheinungen 57, 157
Mangelödeme 105
Mangelzustände 59
Margarine 49, 87
Maronen 114
Mastdarmkrebs 147
McGovern-Report 14
Medicago sativa 110
Meeresalgen 142
Meersalz 59
Mehl 136
Mehlspeisen 86, 87
Melonen 114
Methämoglobin 23
Methämoglobinämie 22
Methionin 36
Mexiko 101
Michio Kushi 90
Milch 67, 78, 87, 93, 94, 123
Milchprodukte 80, 85, 92, 101, 112, 118, 119, 140, 148, 170
Milchprodukte, gegorene 123
Milchsäure 39, 79, 88, 123, 128, 142
Milchsäurebildung 124
Milchsäure-Enzym 124
Milchsäuregärung 129
Mineralien 21, 57
Mineraliengehalt 14
Mineralienzufuhr 144
Mineralsalze 53, 54, 80, 86, 87, 91
Mineralstoffe 52, 164
Miso 108, 109, 121, 126, 128, 164
Mohnöl 50
Molière 87
Molke 42
Molybdän 27, 28
Monoglycerid 40, 44
Monokultur 74, 75
Mononitrat

von Thiamin 40
Most 78, 80, 120, 122, 123
Mont-Moulins 30
Müsli 98, 99, 116, 128
Mulchen 75
Mungo 102
Muttermilch 31, 32, 33
Mycoderma
Acet-Essigsäure 123
Mycotoxine 11
Nährstoffbedarf 80
Nährwert 139, 191
Nahrungsmittel,
biologische 161
Nahrungsmittel,
raffinierte 77
Natriumnitrit 24
Natto 108
Néré 122
Netter, Albert 65
Niazin 40
Nickel 60
Niébé 102
Nitrate 22, 23, 24, 25, 27, 29, 31, 34, 36, 118
Nitratanreicherung 28
Nitratgehalt 26
Nitrit 23, 25, 26, 29
Nitritgehalt 26
Nitrosamine 23
Nitrosocarbaryl 34
NN-Diäthylnitrosamin 35
N-Nitroso-Verbindungen 25
Nuoc 86
Nuoc-Mam 121, 130, 164
Nußöl 119
Obst 67, 78, 83, 85, 92, 112, 115, 116, 122, 131, 142, 147, 148, 152, 164
Obst, getrocknetes 147
Obstgarten 187
ökologische Techniken 13
Okara 109
Öle 14, 54, 87, 119, 136, 143
Öle, tierische 14
Oliven 49, 93, 115
Olivenöl 50, 79, 119, 165
Ontario 37
Orangen 114
Orleans-Renette 37
Osborne, F. 9
Oxalatsteine 114
Oxalsäuregehalt 114
Palmenfett 119
Palmkernöl 50
Palmöl 50
Paprikaschoten 88
Paracelsus 34, 35
Paradentose 60
Paranüsse 49
Parasiten 75
Parodi, P 92, 93, 96
Paradimethylaminotilben 35
Pektinsäure 44
Penicillium candidum 123
Penicillium glaucum 123
Peroxyde 11
Pestizide 11, 22, 25, 34, 35, 43, 75
Petersilie 142
Petit-Beurre 49, 51
Pflanzenfette 14, 50
Pflanzenöle 49
Pflaumen 114, 116
Phaseolus 102
Phenylalanin 132
Phosphate 39, 75
Phosphor 21, 36, 40, 112, 140, 144, 164
Phytase 128
Phytinsäure 128
Pilze 126
Pilze, mikroskopische 123
Polenta 99
Polenta, gratiniert 180
Poliomyelitis 10
Polysaccharide 51
Pommes frites 43
Popérade aus Weizen 177
Portwein 30
Pottasche 21, 36, 112
P-P-Faktor 40
Propionsäure 39
Propylverbindungen 34
Protein-Bedarf 15
Proteine 13, 27, 42, 47, 57, 80, 82, 86, 87, 88, 101, 138, 140
Proteingehalt 102, 107
Provitamin A 113
Proteolase 125
Proteosynthese 27
Ptyalin 88
Purine 52, 104
Qualitätsprodukte 160
Radieschen 26
Raffinieren 36
Reifung 39
Reis 34, 86, 90, 92, 95, 96, 106, 109, 128, 156, 157
Reisbier 130
Rettich, schwarz 88
Rhabarber 113
Rhigapus oryzae 127
Rhizopus oxyzae 109
Riboflavin 40
Rinderfett 50
Rötlinge 183
Roggen 85, 92, 96
Roggenflocken 98
Rohkost 83, 84
Rohkostplatte 135
Rome Beauty 37
Roquefort 49, 123, 127
Rosenkohl 88, 112
Rote Bete 26, 86, 88, 122, 129, 169
Rotenon 75
Roter Winterkalvill 37, 38
Ruanda 101
Rubidium 60
Rüben, weiße 169
Rüböl 50
Saccharomyces
cerevisiae 127
Saccharose 123
Sahne 14
Salat 34, 143, 164
Salat, finnländischer 178
Salat, grüner 162
Salz 42, 83, 130
Sardellen 130
Saponin 103, 125
Saubohnen 13, 101, 102, 107

Sauerampfer 113
Sauerkraut 86, 88, 122, 126, 169, 170
Schadstoffe 21, 56
Schadstoffzusätze 117
Schafsmilch 84
Schalotten 88
Schilddrüse 25
Schilddrüse, Tätigkeit der 23
Schimmel 11
Schimmelpilz 108, 109
Schinken 29, 49, 129
Schmahl 35
Schmalzfleisch 49
Schocktherapie 73
Schokolade 49, 51, 87
Schuphan, W. 37
Schwarzwurzel 88, 142
Schwefel 75
Schwefeldioxid 30
Schweinefett 50
Schweinefleisch 118
Schweineschmalz 40
Schweinskotelett 49
Selbstkostenpreis 149, 150
Selbstversorgung 186, 190
Selen 60
Sellerie 88
Sesam 79
Sesamkerne 135
Sesamöl 119, 165
Seveso 34
Shoyu 109, 121, 128
Silizium 60
Skorbut 134
Soccas 107
Soda 51
Sodium 36
Soja 85, 128
Sojabohnen 76, 101, 104, 107, 108, 109, 110, 126
Sojadickmilch 109
Sojagerichte 122
Sojakäse 110
Sojakeime 133
Sojakeimlinge 132
Sojakörner 164
Sojamehl 40
Sojaöl 50
Sojapaste 164
Sojasauce 79, 108, 164
Sonnenblumenkerne 135
Sonnenblumenöl 50, 119, 165
Sorghum 85, 92
Soumbora 122
Spalterbsen 107
Spans 44
Speck 119
Speck, durchwachsen 49
Speck, mager 49
Spinat 13, 26, 27, 28, 162, 182
Spurenelemente 13, 28, 36, 51, 57, 59, 82, 91, 140
Stabilisatoren 44
Stärke 13, 146
Stärkeprodukte 83
Stalldung 37
Staphylokokken 11
Steckrüben 86, 128
Steinbutt, mit Kresse 184
Steinmehl 75
Steinobst 34
Sterblichkeit 62
Sterilisieren 124
Sterman, Dr. 141
Stickstoff 21, 28
Stoffwechsel-Toxikologie 12
Streß 141
Strontium 60
Süßspeisen 46, 149
Sulfite 15
Sulfonamide 141, 142
Suppentopf 184
Tabak 14
Tagesdosis, zulässige 25
Tagesdosierung 26
Tamari 108, 126, 128, 164
Taro 131
Tee 120, 157
Teigwaren 79, 98
Tempeh 108, 121, 126, 142
Thiocyanate 24
Thrina-Salat 181
Thrombosen 143
Thymianaufguß 120
Tiefkühlen 43
Tiefkühltruhe 55
Tocopherol 143
Tofu 108, 109
Tomaten 43, 77, 88, 113
Topinambur 88
Tortillas 106
Traganth 44
Trigonella foenum graecum 110
Trikalziumphosphat 40
Trinkwasser 28, 29
Trinkwasseranalyse 31
Trinkwasserverordnung, deutsche 32
Trinkwasserversorgung 30
Trockensubstanz 36
Trocknen 39, 78
Trypsininhibitoren 125
Tryptophan-Zufuhr 15
Tsampa 96
Tsiang 121
Tumor 35
Tweens 44
Typhus 10
Uganda 101
Unfruchtbarkeit 65
Unkrautvertilgungsmittel 34, 72
Vallée 30
Vanadium 60
Vegetarier 83, 84
Venenentzündungen 143
Verazzano, Giovanni 106
Verdauungstrakt 64
Verstopfung 17, 65
Vitamin A 23, 25, 51, 84, 140
Vitamin-A-Defizit 58
Vitamin-A-Gehalt 25
Vitamin-A-Mangel 23
Vitamin B 25, 58, 84, 126, 142, 144
Vitamin-B-Gehalt 96
Vitamin B_1 40, 42, 51, 103, 141, 144
Vitamin-B_1-Bedarf 15
Vitamin B_2 40, 42, 144
Vitamin-B_2-Gehalt 58

Vitamin B_3 40, 42, 144
Vitamin-B_6-Gehalt 25
Vitamin B_{12} 142
Vitamin-B_{12}-Gehalt 126, 134
Vitamin C 38, 42, 51, 58, 84, 126, 142, 143, 144
Vitamin-C-Gehalt 38, 43, 112, 114, 115, 135, 161, 162
Vitamin-C-Verlust 43
Vitamin-C-Zufuhr 143
Vitamin E 143
Vitamine 13, 51, 53, 76, 80, 82, 84, 87, 91, 126, 141, 143
Vitamingehalt 14, 113, 162
Vitaminmangel 58
Vitamin-PP-Bedarf 15
Voisin, A. 72
Vollgetreide 147, 155
Vollkornbrot 40, 127
Vollreis 87
Vollwertgetreide 87
Walnüsse 49, 114, 115
Walnußöl 50
Wasser 42
Weichkäse 123
Wein 30, 78, 84, 86, 122
Weintrauben 34, 114, 116
Weißbrot 40, 86, 90, 95
Weißwein 30
Weizen 84, 85, 90, 92, 94, 95, 96, 101, 108, 133
Weizenhefe 42
Weizenkeime 98, 135
Weizenkeimöl 50
Weizenkuchen 98
Weizenmehl 41
Weizenschnitzel 173
Weizenschrot 98
Weizensuppe, marokkanische 177
Weltgesundheits-organisation 29, 32
Wickenmehl 39
Widder-Salat 180
Winterbanana-Apfel 37
Winterkalvil 37
Winterrambur 37
Wirsingkohl 112
Wurstwaren 31, 118, 129
Wurzelgemüse 111, 163
Wynder, Dr. 48
Zahnfleischentzündungen 60
Zellulase 125
Zellulose 147
Ziegenmilch 84
Zineb 34
Zink-Dimethyl-Dithiocarbamat 24
Zinn 60
Zitronen 114
Zwetschkenkuchen 176
Zwiebel 84, 86, 113, 122, 129, 169
Zwölffingerdarm-geschwür 5, 62
Zucker 13, 14, 44, 47, 51, 53, 55, 77, 83, 86, 112, 119, 120, 136, 142, 155, 157
Zucker, raffiniert 87
Zuckergehalt 113